걷기가
노화 속도를
결정한다

[노화 예방 의사가 알려주는]
[천천히 나이 드는 비밀]

걷기가 노화 속도를 결정한다

이가세 미치야 **지음** 장지현 **옮김** 정순영 **감수**

초판 1쇄 발행일 2025년 3월 5일

펴낸이 이숙진 **펴낸곳** (주)크레용하우스 **출판등록** 제1998-000024호

주소 서울 광진구 천호대로 709-9 **전화** (02)3436-1711 **팩스** (02)3436-1410

인스타그램 @bizn_books **이메일** crayon@crayonhouse.co.kr

100 SAI MADE ARUKERU HITO NO SHUKAN

Copyright © 2024 by Michiya IGASE

All rights reserved.

Interior illustrations by Shoshi SEGAWA

First original Japanese edition published by PHP Institute, Inc., Japan.

Korean translation rights arranged with PHP Institute, Inc. through Gaon Agency

Korean translation copyright © 2025 by CRAYON HOUSE CO.,LTD.

▪ 빛은책들은 재미와 가치가 공존하는 ㈜크레용하우스의 도서 브랜드입니다.

▪ KC마크는 이 제품이 공통안전기준에 적합하였음을 의미합니다.

ISBN 979-11-7121-165-4 04510

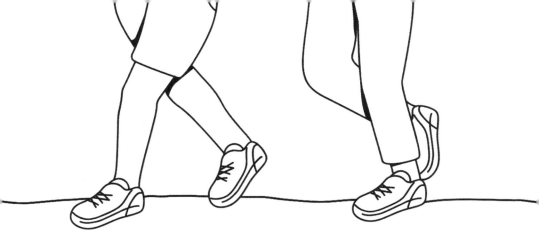

걷기가
노화 속도를
결정한다

[노화 예방 의사가 알려주는
천천히 나이 드는 비밀]

이가세 미치야 지음 | 장지현 옮김 | 정순영 감수

빚은
책들

| 차 례 |

들어가며 **'다리 힘'과 '혈관력'이 평생 걷기의 열쇠다**

1. 왜 나이를 먹으면 걷기 어려워질까?
원흉은 걷지 않는 생활 습관   19

2. 다리 힘과 혈관의 밀접한 관계
보행 속도가 느려지면 동맥경화가 진행된다   21

제1장 걷기는 왜 몸에 좋은가?

1. 잘 걷기 위한 조건?
'한 발 오래 서기 검사' 지표에 주목

나이를 먹으면 균형 기능이 떨어진다   27

걷는 신체를 지탱하는 눈, 귀, 피부, 근육, 관절   29

2. 걷기로 무엇을 예방할 수 있는가?
걷기의 훌륭한 효과

목표 걸음 수는 1일 6,000보   30
걷기로 생활 습관병을 줄인다   31

3. 걸으면 정말 뇌가 커질까?
걷지 않는 건 치매로 곧장 달려가는 것

경도인지장애를 방치하면 치매가 되기 쉽다   33
걷는 속도가 느려지면 치매 위험이 증가한다   35

4. 걸으면 통증이나 불안이 해소된다
운동할 수 없는 사람도 우선은 몸을 움직이자

하루에 한 번은 외출해서 걷기   37

5. 걸으면 우울증이나 치매가 예방된다
온몸에 건강을 배달하는 마이오카인

지금 마이오카인이 주목받고 있다   39
알츠하이머병 개선에 효과가 있다   40

6. 걸으면 혈압이 내려가는 원리
뇌와 신장의 움직임을 개선한다

모세혈관에 산소와 영양분을 골고루 공급한다   43
많이 걸을수록 신장 기능이 개선된다   44

7. 보행 속도와 비타민D의 관계
비타민D는 식사와 자외선으로 필요량을 유지한다

자리보전 일주일이면 골량은 1% 감소한다   46

비타민D 결핍은 정말 무섭다   47

8. 걷기는 암을 예방한다
대장암 위험을 줄인다

'SPARC'는 암세포를 세포자멸사시킨다   50

65세 이상의 고령자는 열심히 걷자   51

제2장 이것만 해도 다리 힘이 강해진다

1. 매일 걷기가 중요한 이유
노화는 다리에서 온다

'침상 안정 시험'으로 알게 된 것   57

상반신보다 하반신 근육이 약해지기 쉽다   58

넘어지거나 골절되면 돌봄이 필요해진다   62

2. 나이를 먹으면 고기를 먹자
아침밥은 제대로 단백질을 먹는다

근육감소증 예방에는 골격근 유지가 중요하다   64

류신 함량을 높이면 근력이 증가한다   65

아침밥을 안 먹으면 체중이 늘고, 근육량이 줄어든다   67

3. 몸의 노화 상황을 파악한다
'한 발 서기'를 몇 초 할 수 있는가?

65세 그룹의 한 발 서기 평균 기록은 약 50초   69

4. 한 발 서기 시간이 짧은 경우 (1)
근육감소성 비만을 의심해 보자

대퇴근 단면적이 근육감소증을 판단하는 지표   73

몸의 균형을 잡기 어려워진다   74

5. 한 발 서기 시간이 짧은 경우 (2)
골밀도가 줄었는지 의심해 보자

엑스레이를 찍지 않고도 측정할 수 있다   77

한 발 서기 시간이 짧으면 뼈가 약하다   78

6. 한 발 서기 시간이 짧은 경우 (3)
뇌가 위축되고 쇠퇴한다

경도인지장애의 10%는 치매가 된다   79

7. 다리 힘을 단련하는 법: 초급편
'발꿈치 들기'는 언제 어디서나 할 수 있다

머리가 하늘로 끌려 올라가는 느낌으로   81

장딴지 근육이 잘 신축돼야 혈류가 원활하다   83

8. 다리 힘을 단련하는 법: 중급편
이를 닦으며 할 수 있는 '1분 한 발 서기'

하루 3회 1분 한 발 서기로 뼈를 강화한다   84

운동을 계속하면 효과는 커진다   86

9. 다리 힘을 단련하는 법: 고급편
다리와 허리가 튼튼해지려면 '느린 점프'를

하체 근육을 중심으로 단련한다   89

세 가지 뛰는 법 중에서 고른다   91

실천 예: 이상지질혈증으로 경과 관찰 중인 72세 여성   96

10. 1분간 '느린 점프' 실천
1분간 배 둘레가 5㎝나 줄어들다

50대 후반의 남성 A씨의 경우   97

30대 초반의 개그우먼 B씨의 경우   98

11. '앉을까 말까 스쾃'을 해보자
하루에 딱 10번만 해도 효과가 있다

아슬아슬하게 앉지 않고 다시 일어선다   100

제3장 이것만 해도 혈관이 젊어진다

1. 모세혈관이 유령화한다
모세혈관은 혈관의 99%를 차지한다

모세혈관은 나이가 들면 감소한다   107

모세혈관을 유령화하는 생활 습관   108

2. 모세혈관을 강화하는 운동
하체 근육을 움직이면 피가 효율적으로 흐른다

유령혈관이 되면 혈액이 잘 흐르지 못한다   110

3. 모세혈관을 강화하는 식품
필발, 시나몬, 루이보스 차가 효과적

혈관 유령화를 예방하여 자리보전을 막는다   113

Tie2를 활성화하는 음식   114

4. 모세혈관을 강화하는 식품 성분
시나몬이 혈관 유령화를 막는다

뇌신경 세포가 죽기 전에 인지기능장애가 일어난다   117

시나몬이 인지 기능을 유지하도록 작용한다?   118

5. 모세혈관을 강화하는 약
혈관의 불필요한 누출을 방지한다

모세혈관을 강화하는 의약품 개발이 활발하다   120

6. 대혈관을 건강하게 유지한다
건강한 몸을 유지하는 첫 번째

대혈관은 내막, 중막, 외막 3층으로 이루어져 있다   122

동맥경화를 일으키는 면역 인자를 제거하자   125

7. 대혈관을 강화하는 운동
유산소운동과 무산소운동의 차이

유산소운동은 산소와 함께 혈당과 지방을 사용한다   126

유산소운동은 중성지방과 체지방을 줄인다   127

8. 대혈관을 강화하는 식품
마늘, 견과류는 전도유망한 항노화 식품

마늘에는 혈압을 내리는 큰 힘이 있다   129

새로운 슈퍼푸드 '사차인치' 등장   131

9. 대혈관을 강화하는 식품 성분
저분자 콜라겐펩타이드, 에쿠올 등

항노화에 큰 효과가 있다   133

저분자 콜라겐펩타이드를 흡수한다   134

에쿠올을 만들 수 있는 사람은 혈관 나이가 젊다   135

제4장 이렇게 걷자!

1. 걷기 좋은 시간대는 언제인가?
아침 vs 저녁, 식전 vs 식후

체온이 높은 저녁에 걸으면 운동 효과가 크다   141

고령자는 식전에 혈전이 생기기 쉽고 식후에는 넘어지기 쉽다   143

2. 우선은 걸어보자
먼저 '싱글벙글 걷기'부터 시작하자

보폭은 '키-100㎝' 정도로   145

3. 걷기 실천: 초급편
싱글벙글 걷기를 매일 하자

싱글벙글 걷기는 최대 산소 섭취량의 50%   148

4. 걷기 실천: 중급편
다양한 걷기 방법

과학적 근거에 따른 '인터벌 속보'   150

조금 빠른 '파워 워킹'   152

5. 걷기 실천: 고급편
'시 외우며 걷기'로 인지 기능을 유지한다

인간이 인간다울 수 있는 것은 '전전두엽' 덕분   153

걷기와 시 외우기의 일석이조 효과   154

6. 넘어짐에 신경 쓰자
고령자에게도 안전한 '노르딕 워킹'

전신 90%의 근육을 의식적으로 사용한다   156

제5장 백 살까지 내 발로 걷는 습관

1. 걷기 전에 자세를 확인한다
구부정해지면 하나도 좋을 게 없다

구부정한 자세는 요통이나 무릎 통증을 부른다   163
구부정해지면 등 근육을 단련하자   164

2. 걷기 전 혈압을 확인한다
정기적으로 혈압을 측정한다

혈압약을 먹지 않으면 기상 시에만 확인해도 충분하다   167
고혈압증은 보행 시 균형 능력에도 영향을 준다   168

3. 걸을 때는 햇빛을 받는다
비타민D 활성화로 골다공증을 예방한다

유일하게 사람의 체내에서 만들 수 있는 비타민D   170

매일 20분씩 자외선을 쬐자   171

4. 걸을 때는 영양제를 잘 챙긴다
기대되는 영양제가 속속 등장

NMN은 노화를 늦추는 데 유효하다   173

NMN은 에이징 케어의 열쇠   175

앞으로가 기대되는 5-ALA   176

5. 걸을 때는 콜라겐을 먹는다
전신의 젊음을 유지하는 단백질

무릎관절통 개선에는 영양 보충이 꼭 필요   178

무릎 연골을 만드는 저분자 콜라겐펩타이드   179

6. 걷기 전 식사는 조금 모자라게
걷기는 식후 1시간 정도 후에 한다

고령자가 칼로리를 줄이면 치매 증상이 나타난다   181

식후 저혈압은 나이와 관계없이 일어난다   182

7. 걸을 때는 심박수를 확인한다
숨은 갑상샘 기능 이상에 주의

갑상샘질환은 자율신경의 혼란으로 이어진다   184

갑상샘기능저하증은 전신의 대사 저하를 일으킨다   185

8. 걸으면 혈당치가 바뀐다
혈당 스파이크를 예방하려면 AGEs를 쌓지 않는다

AGEs는 혈관 경화를 촉진한다　　　　　　　　　187

착한 콜레스테롤조차도 당화된다　　　　　　　188

가장 중요한 아침밥에는 채소를 듬뿍　　　　　189

9. 활성산소가 노화를 촉진한다
우리는 왜 영원히 살 수 없는가?

유산소운동으로 에너지원을 만든다　　　　　　192

미토콘드리아가 만들어내는 활성산소　　　　　194

10. 걸을 때는 항산화를 의식한다
항노화 식품을 이용한다

항산화물질은 이렇게나 많다　　　　　　　　　195

멜라토닌은 일석이조?　　　　　　　　　　　　197

11. 걸을 때는 담배를 피우지 않는다
걸으면서 피우는 담배는 왜 나쁜가?

일산화탄소는 헤모글로빈과 결합하기 쉽다　　198

걸으며 하는 흡연은 몸의 회복력을 떨어뜨린다　199

12. 걸은 뒤 욕조 목욕이 중요하다

41도로 10분 정도 몸을 담근다

주 5회 이상 욕조에 들어가는 사람은 심장도 건강   201

주 5회 이상의 욕조 입욕이 혈관 나이를 되돌린다   202

13. 걸은 뒤에는 잘 잔다

자는 사이에 뇌 내 노폐물이 배출된다

혹사된 대뇌는 비렘수면 중에 냉각된다   204

뇌 내 노폐물 제거가 치매 예방으로 이어진다   206

마지막으로   209

※ 일러두기

• 저자 주는 본문 안의 소괄호( )로, 옮긴이 주는 본문 안에 대괄호[ ]로 표기하거나
  각주를 달았습니다.
• 전문용어는 최대한 공용 사용법을 따랐고, KMLE 의학검색엔진, 신문, 방송 등을 참
  고했습니다.

'다리 힘'과 '혈관력'이
평생 걷기의 열쇠다

1. 왜 나이를 먹으면 걷기 어려워질까?

원흉은 걷지 않는 생활 습관

다양한 순간에 다리 힘이 필요하다

인간의 수명은 매년 늘어나 요즘에는 '100세 시대'라고 불립니다. 그러나 단순한 수명 연장뿐만 아니라, **돌봄이 필요 없는 상태를 유지하는 '건강수명'을 늘리는 일이 더 중요**합니다.

건강수명이란 기대수명(평균수명)에서 질병 또는 장애가 있는 기간을 제외한 수명으로, 신체적, 정신적 건강상의 문제로 일상생활이 제한되지 않고 생활할 수 있는 기간을 말합니다. 일본 후생노동성의 2019년 자료를 보면 일본인의 건강수명은 남성 72.68세, 여성 75.38세입니다[통계청의 〈2022년 생명표〉를 보면 한국 남성은 65.1세, 여성은 66.6세].

건강수명은 달리 말하면 '식사를 스스로 먹는다', '화장실을 혼자 사용할 수 있다', '목욕 및 샤워를 스스로 할 수 있다' 등 일상생활이 가능한 시기입니다. 즉, 수명이 길어져도 건강수명이 짧다면 다른 누군가의 돌봄을 받아야만 하는 시기가 길어진다는 뜻입니다.

그러므로 **건강수명을 늘리려면 스스로 제대로 걷는 기간도 늘려야 합니다.**

그럼 왜 나이를 먹으면 스스로, 제대로 걷기 어려워질까요?

걷기 어려워지는 원인으로 먼저 '나이 듦'을 떠올리겠으나 그 외에 '종일 앉아만 있다', '외출해도 차를 타고 걷지 않는다' 등의 생활 습관과 라이프 스타일도 걷기 어려워지는 이유입니다.

즉, 걷지 않는 생활이 나이가 들었을 때 잘 걷지 못하는 상황과 직결되는 것이죠.

걷는 데 필요한 힘은 '다리 힘'으로 바꿔 말할 수 있습니다. 다리 힘은 단순히 걸을 때뿐 아니라 계단을 오르내릴 때, 눕거나 앉은 상태에서 일어설 때 등 다양한 상황에서 필요합니다.

그러므로 평소에 다리 힘을 단련하여, 생활하다가 발이 꼬여 넘어지거나 엎어지는 일을 막는 게 중요합니다.

2. 다리 힘과 혈관의 밀접한 관계

보행 속도가 느려지면 동맥경화가 진행된다

한쪽만 단련해도 바라는 결과는 얻을 수 없다

그런데 다리 힘만 키우면 충분히 잘 걸을 수 있을까요?

제가 있는 에히메대학교의학부속병원 항노화·예방의료센터는 2006년부터 항노화(노화 방지, 안티 에이징) 연구를 하고 있습니다.

뇌졸중이나 치매 등 나이가 들면서 늘어나는 다양한 질환을 예방하고, 다리가 꼬여 넘어지거나 뼈가 부러지는 일에 직접적인 영향을 끼치는 '다리 힘' 저하에 관해서도 연구합니다. 또 이런 다리 힘에 '혈관력'이 중요한 요소라는 점도 알리고 있습니다.

다리 힘은 컴퓨터단층촬영기(CT)를 이용하여 서혜부 근육과 대퇴근(넙다리근육)의 면적을 측정하여 검사합니다. 일반적으로 대퇴근 면적이 넓으면 근력도 강합니다.

혈관력은 다른 말로 바꾸면 '혈관 나이'라고 할 수 있습니다. 혈관 나이는 혈관의 유연성이나 탄력을 나타내는 지표로, 동맥경화도 검사를 통해 측정할 수 있습니다. 검사는 맥파전달속도(PWV) 검사[혈압에 의해 발생한 맥박이 말초신경까지 전해지면서 이루는 파동인 '맥파'의 속도를 측정하여 동맥의 경직도를 평가]와 발목상완지수(ABI) 검사가 있습니다.

우리 센터는 PWV 검사로 혈관 나이를 측정합니다. 그 데이터를 분석했더니, '혈관력이 낮은(혈관 나이가 많은)' 경우 '다리 힘이 약하다(대퇴근 면적이 좁다)'는 결과가 나와 놀랐습니다.

우리 센터는 다리 힘과 혈관의 관계를 계속 연구하고 있으며, 최근에는 세계 여러 연구자가 다리 힘과 혈관 사이에 어떤 관계가 있는지를 차례로 증명하고 있습니다.

그 예로 '걷는 힘'의 직접 평가 지표인 '보행 속도'와 혈관력 저하(동맥경화 진행)가 어떤 관련성이 있는지, 고령자를 대상으로 조사한 연구를 들 수 있습니다.

이 연구는 65~96세의 지역 주민 492명을 대상으로, 보행 속도와 혈관의 관계를 PWV 검사를 통해 조사했습니다.

그 결과 '**보행 속도 저하가 특히 하지 동맥경화 증가와 관련 있다**'는 것이 증명돼 다리 힘과 혈관력 사이에 밀접한 관련이 있다는 게 드러났습니다(《심리학 프런티어Frontiers in Psychology》, 2020년 11월 23일).

이처럼 다리 힘과 혈관은 깊이 연결되어 있습니다. 그러니 둘 중 어느 한쪽만 단련해도 바라는 결과를 얻을 수 없습니다. '둘 다' 중요합니다.

독자 여러분은 부디 다리 힘과 혈관을 함께 단련해 평생 본인 다리로 어디든 걸을 수 있으면 좋겠습니다.

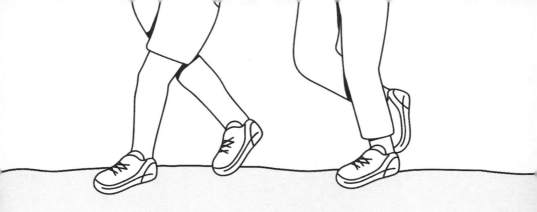

제 1 장

[걷기는
왜 몸에 좋은가?]

1. 잘 걷기 위한 조건?

'한 발 오래 서기 검사' 지표에 주목

나이를 먹으면 균형 기능이 떨어진다

건강한 사람이라면 매일 자연스럽게 걷고 있지만, 사실 잘 걸으려면 몸의 매우 많은 요소가 필요합니다.

정상적으로 걷기 위해 다양한 기관이 우리 몸을 조절합니다. 다음 페이지 표에 나오는 '외부에 대한 적응 기능', '운동 기능', '균형 기능'을 관장하는 기관들이죠.

그중에서도 제가 중요시하는 것은 균형 기능, 즉 평형감각입니다. 땅 위의 인간은 중력을 거스르며 걷기 때문에 공간 속에서 내 위치의 변화를 인식하고 적절한 상태를 유지해야 합니다. 이 기능은 태어나 자라면서 서서히 몸에 익지만, 나이가 들면 저하됩니다. 그래서 이를 유지하려는 노력이 필요합니다.

🦶 정상적으로 걷기 위한 세 가지 요소

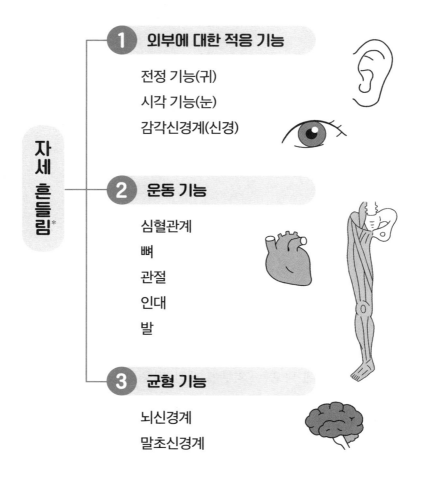

자세 흔들림*

1 외부에 대한 적응 기능

전정 기능(귀)
시각 기능(눈)
감각신경계(신경)

2 운동 기능

심혈관계
뼈
관절
인대
발

3 균형 기능

뇌신경계
말초신경계

출처) 앙케 H. 스니데르스 외, 〈랜싯 신경학The Lancet Neurology〉(2007년 1월)을 참고로 작성

* 인간은 가만히 선 자세에서도 중력에 의해 계속 흔들리는데, 이를 '자세 흔들림Postural sway'이라고 함.

걷는 신체를 지탱하는 눈, 귀, 피부, 근육, 관절

걷기에 관여하는 기관은 눈, 귀, 피부, 근육, 관절 등입니다.

눈은 현재 위치나 균형을 시각으로 감지합니다. 귀는 전정 기능(평형감각 조절 기능)으로 눕거나 고개를 돌리는 등 중력에 대한 머리의 위치 변화를 감지합니다.

피부, 근육, 관절 등의 위치감각(몸 각 부분의 위치를 잡는 감각), 운동감각(운동 상태를 감지하는 감각), 저항감각(밀고 당기는 힘을 감지하는 감각), 중량감각(물건의 무게를 감지하는 감각) 같은 고유감각(몸이 어떻게 움직이는지 아는 감각)이 정상적으로 기능해야 합니다.

이들 기능은 정확히 평가하기 어렵습니다. 그래서 대략적인 평가 지표인 '눈 뜨고 한 발 서기 검사'를 합니다. 눈을 뜬 채로 한 발 서기를 제대로 할 수 있다면, 통상적인 보행도 문제없이 할 수 있다고 판단합니다. 검사 방법은 다음과 같습니다.

'벽을 바라보며 50㎝ 정도 떨어진 위치에 맨발로 선다. 두 눈을 뜬 채 양손을 자연스레 내리고 한쪽 발을 앞으로 5㎝ 정도 들어 올린다. 바닥에 붙인 지지 발이 어긋나거나 지지 발이 아닌 몸의 일부가 바닥이나 벽에 닿을 때까지의 시간을 최대 1분까지 측정하여 기록한다.'

1분간 흔들림 없이 한 발로 설 수 있으면 균형 기능은 양호하다고 할 수 있습니다.

2. 걷기로 무엇을 예방할 수 있는가?

걷기의 훌륭한 효과

목표 걸음 수는 1일 6,000보

매일 걷는 걸음 수는 어느 정도가 이상적일까요?

현재 일본 후생노동성은 **65세 미만은 1일 8,000보, 65세 이상 고령자는 1일 6,000보를 목표**로 하고 있습니다.

미국 스포츠의학협회가 추천하는 신체 활동에 의한 1일 에너지소비량은 300kcal입니다(《뉴잉글랜드 의학 저널The New England Journal of Medicine》, 1986년 3월 6일).

미국 스포츠의학협회가 제시하는 식으로 계산하면 체중 60kg인 사람이 보폭 70㎝, 시속 4km로 10분간 걸을 때 약 1,000보를 걷고, 그 에너지소비량은 30kcal입니다. 이 사람이 300kcal를 소비하려면 10,000보가 적정합니다. 이러한 예시가 '1일 1만 보 걷기'를 추천했던 사람들의 근거였을 것입니다.

후생노동성의 〈2019년 국민건강 영양조사 보고〉에 따르면 일본인의 하루 평균 걸음 수는 65세 이상 남성 5,396보, 여성 4,656보입니다. 목표인 6,000보에는 조금 모자랍니다.

걷기로 생활 습관병을 줄인다

앞으로 10년 동안 65세 이상 남녀의 하루 평균 걸음 수를 1,000보 늘리면 어떻게 될까요? 비록 목표인 6,000보에 다다르지 못할지라도 이론상 걸음 수를 1,000보 늘리면 치매나 심질환, 뇌졸중을 예방할 수 있습니다.

앞에 이야기한 것처럼 1,000보는 약 10분 걷기로 도달할 수 있는 걸음 수입니다. 평소보다 10분 정도 더 여유 있게 걸읍시다.

참고로 제가 있는 항노화·예방의료센터를 방문한 사람들의 데이터를 분석하면 6,000보를 걷기까지 남성은 약 60분, 여성은 약 78분이 걸립니다.

이렇게 '걷기'를 중심으로 신체 활동을 늘리면 생활 습관병을 어느 정도 예방할 수 있습니다.

이에 관해 일본인을 대상으로 한 큰 연구가 있었습니다. 군마현 나카노조 마을의 65세 이상 주민 5,000명을 대상으로, 도쿄도 건강장수의료센터 연구소의 아오야기 유키토시 선생이 20년간 진행한 종단 연구입니다.

이 연구를 바탕으로 노년기에 잘 걸리는 몇 가지 질환을 예방하기 좋은 추천 걸음 수를 아래 표에 정리했습니다.

다만 걸음 수뿐만이 아니라, '중강도의 활동 시간(20분 이상이 기준)이 중요'하다는 점과 '너무 오래 걷는 것(12,000보 이상, 중강도 활동 40분 이상)'은 역효과가 날 수도 있다는 점에 유의합시다.

🐾 하루 걸음 수와 예방(개선)할 수 있는 병·증상

하루 걸음 수	예방(개선)할 수 있는 병·증상
2,000보	자리보전[늘 누워 있는 상태]
4,000보	우울증
5,000보	치매·심질환·뇌졸중
7,000보	동맥경화·골다공증·골절
7,500보	근육감소증
8,000보	고혈압·당뇨병·이상지질혈증
10,000보	대사증후군(75세 미만의 경우)

출처) 아오야기 유키토시, 〈건강 장수를 실현하는 최적 신체 활동 패턴의 해명〉

3. 걸으면 정말 뇌가 커질까?

걷지 않는 건 치매로 곧장 달려가는 것

경도인지장애를 방치하면 치매가 되기 쉽다

'걷기가 치매 예방에 효과가 있다'는 연구가 많습니다.

호놀룰루-아시아 노화 연구The Honolulu-Asia Aging Study는 고령 남성 2,257명(71~93세)의 하루 보행 거리를 평가한 다음, 치매 발병 추적 조사를 최대 8년 정도 실행했습니다(〈미국 의학협회 저널 Journal of the American Medical Association〉, 2004년 9월 22일).

이 연구에 따르면, 추적 조사 중 158건의 치매 증례症例를 확인했으며, 연령에 따라 조정한 후에도 보행량이 가장 적은 남성(하루 400m 미만)은 하루 3,200m 이상 걷는 남성에 비해 치매에 걸릴 위험이 약 2배 높았습니다.

🦶 걷기 그룹은 해마가 2% 이상 증가

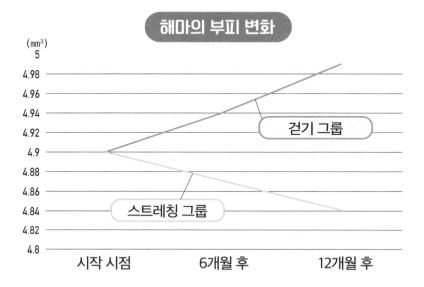

또한 걸으면 뇌가 커지고, 인지 기능이 좋아진다는 임팩트 있는 데이터도 있습니다.

피츠버그대학교는 55~80세 남녀 120명을 무작위로 나눈 두 그룹 중 한 그룹은 40분씩 일주일에 3회 걷게 하고, 다른 그룹은 40분씩 일주일에 3회 스트레칭을 하게 했습니다.

그 결과, 걷기 그룹은 해마(대뇌변연계에 있으며 새로운 기억을 보유하는 부위)의 부피가 2% 이상 증가했습니다(〈미국 국립과학원 회보PNAS〉, 2011년).

걷기 기능 저하는 치매 발병에 큰 영향을 끼칩니다. 치매 전

단계인 '경도인지장애' 환자를 방치할 경우, 1년 뒤에는 환자의
10%가량이 치매로 발전합니다.

걷는 속도가 느려지면 치매 위험이 증가한다

경도인지장애를 가진 사람이 걷는 속도까지 느려진다면 어떻
게 될까요? 일본 국립장수의료연구센터는 2016년부터 경도인
지장애 환자의 보행 속도가 느려질 경우, 치매 발병 위험이 얼마
나 커지는지를 알아보는 종단 연구를 진행했습니다(《실험적 노인
학Experimental Gerontology》, 2018년 9월).

이 연구는 확실하게 치매가 아닌 65세 이상의 고령자 3,937명
을 대상으로, 연구 시작 시 보행 속도, 인지 기능을 평가하고 '보
행 속도 저하의 유무' 및 '경도인지장애의 유무', 두 항목을 조사
했습니다. '보행 속도 저하'는 1.0m/초 미만[느린 보행속도의 국제
기준은 0.8m/초]인 경우에 해당하며, 의료진료정보를 통해 추적
기간 중 치매 증상이 나타났는지를 확인했습니다.

결과적으로 평균 43개월의 추적 기간 중 182명의 피험자에게
치매 증상이 나타났습니다. 치매 발병률을 검토해 보니 경도인
지장애가 없고 보행 속도 저하도 없는 정상 그룹에 비해, 경도
인지장애와 보행 속도 저하가 모두 있는 그룹의 치매 발병률이
3.33배 이상 높았습니다.

경도인지장애만 있는 그룹도 치매 발병률이 1.87배 이상이었습니다. 그러나 보행 속도만 느려진 그룹에서는 확실한 치매의 발병률 증가는 없었습니다. 즉, **경도인지장애이면서 보행 능력이 떨어지면 치매 위험성이 확실히 높아집니다.**

4. 걸으면 통증이나 불안이 해소된다

운동할 수 없는 사람도 우선은 몸을 움직이자

하루에 한 번은 외출해서 걷기

지금까지의 임상 연구로 보아 만성적인 통증이나 불안이 있는 환자에게 운동은 지속적으로 실행할 수 있는 효과적인 치료법입니다(《국제 환경연구 및 공중보건 저널International Journal of Environmental Research and Public Health》, 2020년, MDPI).

또한 **운동을 하면 인지 기능에 관여하는 신경세포가 모이는 '전대상피질(ACC)'이 증가**한다는 임상 연구가 있습니다(《노화 신경과학 프런티어Frontiers in Aging Neuroscience》, 2018년 5월 4일). 운동이 뇌 대상피질의 앞부분을 확대한다는 뜻입니다.

이 전대상피질은 '행복 호르몬'이라 불리는 세로토닌과 관련 있습니다. 걸으면 세로토닌이 늘어납니다. 비록 동물실험으로 명확해진 것이라 임상 시험 데이터는 많지 않지만 그 이론적인 원리는 다음과 같습니다. 정기적인 유산소운동이 전대상피질에서 세로토닌 방출을 조절하고 세로토닌 수용체[세포막이나 세포 내에서 외부 신호에 반응하여 세포 기능에 변화를 일으키는 물질]에 작용함으로써, 통증과 불안을 경감시키는 것입니다.

신체적인 문제로 걸을 수 없거나 치매 때문에 외출하기 어려운 사람도 있습니다. 그런 사람은 **우선 가능한 범위에서 '발꿈치 들기(82쪽)'나 '한 발 서기(71~72쪽)' 등을 해봅시다.**

가능한 한 빠른 미래에 걷기처럼 뇌신경에 좋은 약이 나오기를 기대하고 있습니다만, 어쨌든 **몸을 움직일 수 있는 사람은 반드시 '하루 한 번은 외출해서 걷기'를 목표로** 합시다.

5. 걸으면 우울증이나 치매가 예방된다

온몸에 건강을 배달하는 마이오카인

지금 마이오카인이 주목받고 있다

걸으면 지방이 불타서 비만이 해소되고, 당뇨병 같은 생활 습관병을 예방할 수 있습니다. 그뿐만 아니라 우울증이나 치매 같은 뇌신경질환도 예방할 수 있습니다.

근래에 이에 대한 과학적 원리가 명확해졌습니다. 몸을 움직이면 근육의 펌프 작용으로 혈류가 좋아지고 심폐 기능이 높아집니다. 그래서 에너지를 소비하고 쉽게 노폐물을 배출합니다.

운동의 장점은 이뿐만이 아닙니다. 최신 연구에서 뼈에 붙는 **근육(골격근)은 '마이오카인'이라 통칭하는 생물활성물질 사이토카인**[넓게는 세포 간 신호 전달에 사용되는 작은 단백질들의 범위, 좁게는 면역 체계와 관련된 신호 전달물질을 뜻함]**의 분비기관**이기도 하다는 점이 밝혀졌습니다. 참고로 '마이오'는 그리스어로 '근육', '카인'은 '작동물질'이라는 의미이며, 특히 근육에서 생성 및 분비되는 여러 물질을 묶어 부르는 용어입니다.

그럼 대표적인 마이오카인에는 무엇이 있을까요? 그것을 정리한 것이 다음 페이지의 표입니다.

우리가 열심히 걸으면 수축과 이완을 반복하는 골격근에서 마이오카인이 분비돼 혈액을 타고 온몸에 운반됩니다. 그러면서 마이오카인은 뇌, 척수 등의 중추신경계에 다양한 운동 관련 대사 스트레스[몸 안의 영양소가 과하거나 부족할 때 일어나는 긴장 상황] 변화를 전달합니다.

알츠하이머병 개선에 효과가 있다

알츠하이머병 환자가 걷기 운동을 했을 때 인지 기능이 개선되는 이유는 마이오카인의 분비량 변화 때문으로 보입니다. 그러므로 걷기는 알츠하이머병 발현을 억제하고, 이미 알츠하이머병 증상이 나타난 환자의 인지 기능에도 긍정적 영향을 줄 가능성이 높습니다.

마이오카인은 뇌뿐 아니라 간장, 혈관, 지방세포 등 온몸의 장기에 영향을 줍니다. 근육에서 분비되는 마이오카인에는 여성호르몬인 '에스트로겐'이나 남성호르몬인 '테스토스테론' 같은 성호르몬의 일부도 있습니다.

또한 마이오카인은 우울 증상을 억제하고, 지방을 태우고, 암 세포 증식을 억제하는 데에도 관련이 있습니다(〈응용생리학, 영양학 및 신진대사Applied Physiology, Nutrition, and Metabolism〉, 2020년).

👣 인지 기능 유지에 유용한 대표적인 마이오카인

BDNF: 뇌유래신경영양인자

운동 시 근육이 수축하면 뇌의 해마 주변에서 증가하고 신경세포를 건강하게 한다.

IGF-1: 인슐린유사성장인자

뇌의 신경세포를 활성화하거나 학습 능력을 강화한다. 주로 간장에서 만들어진다.

카텝신B

운동 강도가 높을수록 많이 분비되며 많을수록 도형 기억 테스트 성적이 오른다는 보고가 최근 나오고 있다.

🦶 운동의 효과는 온몸에 미친다

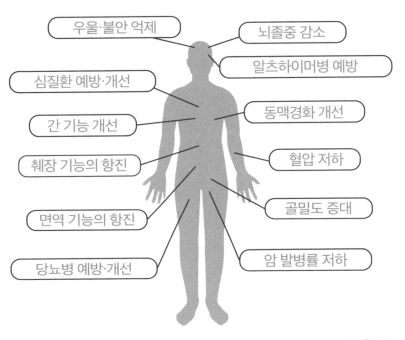

우울·불안 억제

뇌졸중 감소

알츠하이머병 예방

심질환 예방·개선

동맥경화 개선

간 기능 개선

혈압 저하

췌장 기능의 항진

골밀도 증대

면역 기능의 항진

암 발병률 저하

당뇨병 예방·개선

Adopted from Dr.S.Klein

출처) 도쿄도립대학교 운동분자생물학 연구실

6. 걸으면 혈압이 내려가는 원리

뇌와 신장의 움직임을 개선한다

모세혈관에 산소와 영양분을 골고루 공급한다

걸으면 왜 혈압이 내려갈까요?

첫 번째, 현대의 큰 문제인 비만이 개선되기 때문입니다. **비만은 고혈압의 큰 위험 인자입니다.**

간단히 설명하면, 혈압은 심장에서 온몸으로 보내는 혈액량(=심박출량)과 혈액이 몸 구석구석의 작은 혈관을 흐를 때 얼마나 많은 저항을 받는지(=말초혈관 저항)에 따라 달라집니다. 비만인 사람은 표준체중인 사람보다 온몸에 산소와 영양분을 나르는 혈액량이 많습니다. 그래서 혈압이 올라갑니다.

고혈압 영역에서 세계적으로 유명한 의학 잡지 〈하이퍼텐션 Hypertension〉(2003년 11월)에 메타분석(복수의 연구 결과를 통합하여 분석하는 통계 수법)을 이용한 연구가 발표된 적이 있습니다.

이 연구에 따르면, 체중이 1kg 줄어들면 최고혈압이 1mmHg 줄어든다는 계산이 나옵니다. 그러므로 걷기 운동으로 체중을 줄이면 혈압은 내려갑니다.

두 번째, 걷기 같은 유산소운동을 하면 온몸의 혈관이 늘어나 혈압이 내려가기 때문입니다.

운동으로 근육이 진동하면서 혈관에 자극이 전해지고, 혈관 벽을 만드는 혈관내피세포에서 혈관 확장물질인 일산화질소(NO)가 만들어집니다. 특히 유산소운동을 하면 '제2의 심장'이라 불리는 장딴지 근육이 펌프 작용을 하므로 혈류가 올라갑니다.

그 덕에 대혈관[대동맥, 대정맥]뿐 아니라, 온몸의 혈관 99%를 차지하는 모세혈관에도 산소나 영양분이 잘 운반됩니다.

많이 걸을수록 신장 기능이 개선된다

걷기가 신장(콩팥) 기능을 어떻게 개선할까요?

대혈관의 경우 혈류가 증가함에 따라 혈액과 접하는, 혈관 가장 안쪽의 내막을 만드는 혈관내피세포에서 일산화질소가 많이 만들어집니다.

그것이 혈관의 두 번째 층인 중막[내막 바깥]에 있는 혈관평활근의 긴장을 풀어주어 혈관 전체를 탄력 있고 매끈매끈한 상태로 만듭니다.

온몸에 있는 혈관의 긴장이 풀어지면 혈압이 내려가므로 동맥경화도 개선됩니다. 특히 주요 장기인 뇌와 신장은 각각 온몸의 혈액 중 20%씩을 사용하기 때문에 역시 좋은 영향을 미칩니다.

뇌의 혈류가 개선돼 뇌경색을 예방할 수 있고, 알츠하이머병 및 치매의 원인인 아밀로이드베타 같은 노폐물이 잘 배출됩니다.

신장은 잘 알려져 있듯이, 체내 노폐물을 제거해 소변으로 배출하는 장기입니다. 신장 중심부에는 노폐물을 여과하는 사구체라는 모세혈관 덩어리가 있는데, 혈류가 개선되면 이 사구체에 쓸데없는 압력을 가하지 않으므로 신장의 부담이 줄어듭니다.

〈일본 심장병 학회지Journal of Cardiology〉(2021년 8월)에 급성 심근경색이 발병한 남성(평균연령 65세) 73명의 신체 활동 수준과 신장의 기능 변화를 2년간 관찰한 임상 연구가 발표되었습니다.

이 연구에 따르면, 피험자들이 퇴원한 후 6개월간 걸은 걸음 수의 평균치는 4,719보로, 4,719보 미만인 그룹보다 4,719보 이상인 그룹에서 신장의 기능이 유의미하게 개선되었다고 합니다.

제대로 걸으면 신장까지 건강해지는 것이지요.

7. 보행 속도와 비타민D의 관계

비타민D는 식사와 자외선으로 필요량을 유지한다

자리보전 일주일이면 골량은 1% 감소한다

나이를 먹을수록 뼈는 약해집니다. 일반적으로 나이에 따른 골량骨量 감소율은 연간 1%라고 합니다.

특히 **여성은 폐경 후에 연간 2~3%씩 감소하므로, 눈 깜짝할 새에 골다공증에 걸리는 사람도 생깁니다.**

실제로 우리 항노화센터의 종합정밀건강진단을 진행하다 보면, '젊었을 때는 뼈가 튼튼했다'고 말씀하시던 분을 60세가 넘어서 검사하니 '골다공증 가능성이 크다'고 판정되는 일이 상당히 많습니다. 그러니 갱년기 이후의 여성은 더욱 주의가 필요합니다.

남녀불문, 고령자가 어떤 질환이나 사고 등으로 누워만 있게 되는 자리보전 상황에 놓이면 불과 일주일 만에 골량이 1% 감소합니다. 일상적인 생활을 하면서 감소된 골량을 회복하려면 일주일 이상이 걸립니다.

이런 점을 생각하면 골량의 유지 및 증가를 위해 매일 적당히 걸을 필요가 있습니다.

비타민D 결핍은 정말 무섭다

뼈를 좀 더 자세히 들여다보면 비타민D 문제를 무시할 수 없습니다. 뼈는 오래된 뼈조직을 흡수하고 새로운 뼈를 형성하는 신진대사를 반복하면서 상태를 유지합니다. 비타민D는 이런 뼈나 칼슘, 인 등의 대사에 중요한 역할을 담당합니다.

비타민D에는 D_2부터 D_7까지 여섯 종류가 있지만, 사람에게 특히 중요한 것은 비타민D_2와 비타민D_3입니다. 이 두 가지는 체내에서 거의 같은 작용을 하며, 거의 동등한 생리적 효력이 있습니다.

비타민D는 **음식물에서 취하거나 자외선을 쬐어 몸에서 생성**할 수 있습니다.

비타민D_2는 표고버섯이나 버섯류 같은 식물성 식품에 포함되어 있습니다.

비타민D_3는 어육, 계란 같은 동물성 식품에 많이 포함되어 있

습니다. 또한 사람의 피부에 들어 있는 프로비타민D₃가 자외선
을 받으면 비타민D₃가 생성됩니다.

비타민D는 간에서 25-히드록시비타민D(25-OH-D)로 변환
및 축적되며, 필요할 때에 신장의 조직 말미인 근위뇨세관에서
활성형 비타민D로 바뀝니다. 활성형 비타민D는 장에서 칼슘의
흡수를 조절하고 신장이 인을 배출하는 데 관여합니다.

체내에 있는 비타민D의 상태를 정확하게 알려면 혈액 중의
25-OH-D의 농도를 측정하면 됩니다.

고령자의 건강 상태를 나타내는 보행 속도와 25-OH-D 사
이의 상관관계에 대해서는 아직 일치된 견해가 없습니다. 그러
나 최근 몸 안의 25-OH-D의 농도를 다음 4개 그룹으로 나눈
뒤, 각 그룹의 보행 속도를 검토한 연구가 이루어졌습니다(〈갱년
기Maturitas〉, 2017년 12월).

① 중증 비타민D결핍증
② 중등도 비타민D결핍증
③ 경증 비타민D결핍증
④ 정상 비타민D

연구 결과 ④의 정상 비타민D 그룹과 비교하여 **비타민D결
핍증인 참가자들은 확실히 평균 보행 속도가 늦었습니다.** 25-

OH-D의 농도가 낮은 만큼 보행 속도도 느리다는 '양의 상관관계'가 나온 것이죠. 참고로 정상적인 비타민D 농도는 75nmol/L(나노몰 퍼 리터) 이상입니다.

8. 걷기는 암을 예방한다

대장암 위험을 줄인다

'SPARC'는 암세포를 세포자멸사Apoptosis시킨다

고령자가 증가하고 식생활이 서구화되면서 대장암 환자도 늘어나고 있습니다. 2019년 데이터를 보면 대장암은 남녀 모두 제2위로 일본인에게 가장 많은 암입니다[한국의 2021년 〈국가암등록사업 연례 보고서〉의 전체 암 발생 순위의 제2위도 대장암].

대장암을 예방하려면 식이섬유가 풍부한 채소류, 감자류, 콩류, 과일 등을 적극적으로 먹는 것이 좋습니다.

또한 운동은 가장 확실하게 대장암 발병 위험을 줄이는 방법입니다. 영국 위장병학회가 발행하는 〈거트Gut〉(2013년 6월)에 보고된 바에 따르면, 쥐를 운동시키면 대장암 발병이 억제되는데 이는 운동으로 골격근에서 분비되는 마이오카인 중 'SPARC'라는 물질이 관여하기 때문이라고 합니다.

SPARC를 만들지 못하는 쥐는 운동을 해도 대장암 발병을 억제할 수 없습니다. SPARC가 만들어지지 않아 암세포의 '세포자멸사[다세포 생물체에서 볼 수 있는, 불필요하거나 손상된 세포의 계획적인 죽음]' 현상이 일어나지 않기 때문입니다. 즉, SPARC는 대장암 발병을 미연에 막아줍니다.

사람도 마찬가지입니다. 운동을 하면 골격근에서 SPARC 분비량이 늘어납니다. 또 운동을 하면 장내세균이 건강해집니다.

65세 이상의 고령자는 열심히 걷자

걷기를 비롯한 운동이 암 26종의 발병률을 저하한다는 보고가 있습니다(《미국 의학협회 저널》, 2016년 6월 1일).

이 연구는 미국 및 유럽의 집단 연구 12개에 참가한 총 144만 명(연령 평균치 59세, 범위 19~98세)을 대상으로, 여가 시간의 신체 활동(치료 시작 전, 1987~2004년)의 자기 신고 데이터를 기반으로 암 26종의 발병률을 조사한 것입니다.

그 결과, 여가 시간에 신체 활동이 활발한 경우 다음 표에 제시된 암 13종을 비롯한 많은 암의 발병 위험이 줄었습니다.

반면, 악성흑색종과 전립선암 같은 일부 암은 신체 활동 수준이 높을 때 오히려 발병 위험이 높았다고 합니다.

일본 후생노동성은 18~64세 성인은 보행 등 가벼운 운동을 1일 60분, 65세 이상의 고령자는 매일 40분 하기를 추천합니다[한국 보건복지부는 〈한국인을 위한 신체활동 지침서(2023 개정)〉에서 19~64세 성인은 중강도 유산소운동을 일주일에 150~300분(또는 고강도 유산소운동 일주일에 75~150분), 근력 운동은 일주일에 2일 이상 하기를 추천. 또 만 65세 이상인 사람은 성인과 같은 강도의 신체 활동에 더하여 평형성 운동을 일주일에 3일 이상 하도록 추천].

🐾 운동에 따른 암 발병률

식도선암	42% 저하(신뢰구간 0.37~0.89)
간장암	27% 저하(신뢰구간 0.55~0.98)
폐암	26% 저하(신뢰구간 0.71~0.77)
신장암	23% 저하(신뢰구간 0.70~0.85)
위분문부암	22% 저하(신뢰구간 0.64~0.95)
자궁내막암	21% 저하(신뢰구간 0.68~0.92)
골수성백혈병	20% 저하(신뢰구간 0.70~0.92)
골수종	17% 저하(신뢰구간 0.72~0.95)
결장암	16% 저하(신뢰구간 0.77~0.91)

두경부암	15% 저하(신뢰구간 0.78~0.93)
직장암	13% 저하(신뢰구간 0.80~0.95)
방광암	13% 저하(신뢰구간 0.82~0.92)
유방암	10% 저하(신뢰구간 0.87~0.93)

주) 신뢰구간이 1 이하면 통계학적으로 유의미하다고 판정함.

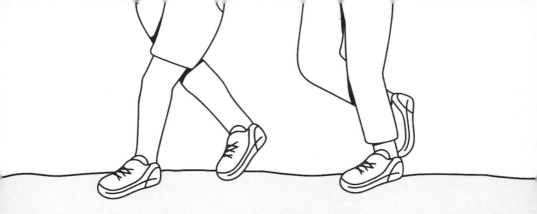

제 2 장

[이것만 해도
다리 힘이 강해진다]

1. 매일 걷기가 중요한 이유

노화는 다리에서 온다

'침상 안정 시험'으로 알게 된 것

침대 위에서 장기 요양하는 환자의 골격근이 위축되는 현상은 임상 현장에서 빈번히 발생하며, 근육량도 중대할 만큼 손실됩니다. 일정 기간 동안 식사도 화장실도 침대에 누운 채로 이루어질 때 사람의 몸에 어떠한 영향이 나타나는지를 조사하는 '침상 안정bed rest 시험'이 있습니다.

급성 질환으로 입원한 환자가 침대에서 절대 안정을 취한 뒤 근력이 저하됐다고 느끼는 일은 자주 있습니다. 유럽에서 발표된 대표적인 시스테마틱 리뷰[특정 주제를 다룬 기존 문헌들을 체계적으로 수집 및 분석하여 결론을 도출하는 연구 방법](《응용생리학 저널 Journal of Applied Physiology》, 2021년 7월)를 보면, 침상 안정 시험에서의 근육 위축과 근력 저하를 볼 수 있습니다.

리뷰에 인용된 대상자는 평균연령 20~37세의 건강한 성인 318명입니다. 이 침상 안정 시험 결과, 짧게는 5일 안에 대상자의 근력이 저하됨을 관찰할 수 있었습니다.

근력저하율은 초단기(일주일 미만, 평균 5일)에 −3.6%, 단기(1~2주, 평균 10일)에 −9.9%, 중기(3~5주, 평균 35일)에 −21.2%, 장기(6주 이상, 평균 120일)에 −32.4%였습니다.

초단기 및 단기 시험 데이터에서는 근육 위축이 그다지 발생하지 않았음에도 불구하고 근력 저하가 관찰되었습니다. 특히 초단기(평균 5일)의 침상 안정 시험 데이터를 보면 근육 위축에 비해 근력 저하율이 4배 높습니다.

기간이 그 이상으로 늘어나면 근육 위축도 발생합니다. 또 이때 보이는 전체 근력 저하의 79%를 근육 위축으로 설명할 수 있습니다. 그중에서도 체중을 지탱하는 무릎 신전근(무릎을 늘리는 근육)의 위축을 명확하게 볼 수 있습니다. 나머지 21%의 근력 저하는 근육의 유기적인 구조가 바뀌는 등 근육 위축 이외의 요소가 원인인 것으로 보입니다.

상반신보다 하반신 근육이 약해지기 쉽다

다니엘 L. 베라비 등의 연구(〈BMJ 오픈 스포츠 & 운동 의학BMJ

Open Sport & Exercise Medicine〉, 2017년)에 따르면 침대에서 자리보전할 경우 가장 큰 영향을 받는 근육은 '항중력근'이라는 근육군입니다. 이 근육군은 몸에 걸리는 중력에 대항하며 직립 자세를 유지하는 데에 중요한 작용을 합니다.

그중에서도 하퇴삼두근이 가장 영향을 받습니다. 하퇴삼두근은 까치발을 들거나 달리기, 점프할 때 주로 사용하는 비복근(장딴지근)과 역시 까치발을 들거나 똑바로 선 자세를 유지할 때 주로 작용하는 가자미근을 말합니다. 참고로 아킬레스건은 비복근 끝에 있는 힘줄과 가자미근의 힘줄이 합쳐져 발꿈치뼈에 붙는 굵고 강한 힘줄입니다.

그 외에 대퇴사두근 등도 중요합니다. 대퇴사두근이란 넙다리 앞쪽에 있는 대퇴직근, 외측광근, 중간광근, 내측광근의 총칭으로, 무릎관절을 굽히고 펴는 데 씁니다.

하반신은 대퇴이두근(햄스트링), 대둔근, 장요근 같은 큰 근육이 많고, 온몸의 근육 70%가 모여 있습니다.

'노화는 다리부터'라고 하듯이, 오래오래 건강하게 생활하려면 허리와 다리 근육을 단련하는 것이 중요합니다.

하퇴삼두근

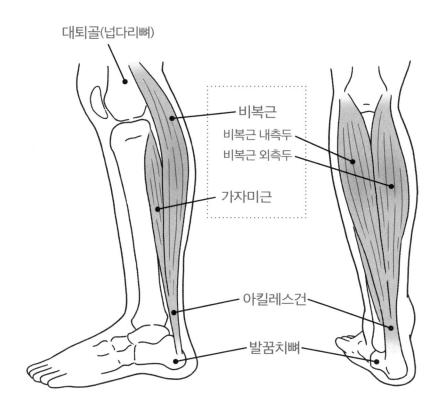

대퇴골(넙다리뼈)

비복근
비복근 내측두
비복근 외측두

가자미근

아킬레스건

발꿈치뼈

하퇴삼두근이란 비복근과 가자미근을 가리킨다.

대퇴사두근

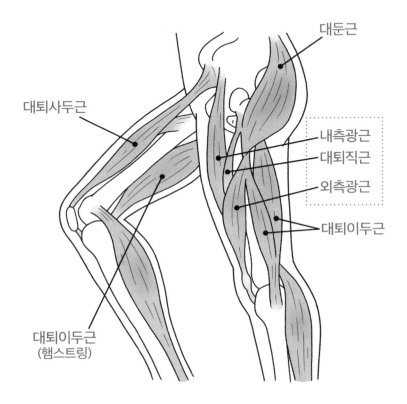

대둔근

대퇴사두근

내측광근
대퇴직근
외측광근

대퇴이두근

대퇴이두근
(햄스트링)

대퇴사두근이란 대퇴직근, 외측광근, 중간광근, 내측광근의 총칭
(중간광근은 대퇴직근 아래에 숨어 있다).

넘어지거나 골절되면 돌봄이 필요해진다

서 있거나 걸을 때 크게 쓰이는 하체 근육들이 쇠퇴하면 넘어져서 다칠 위험성이 점점 높아집니다.

문지방이나 카펫처럼 얼마 안 되는 높낮이 차에도 발이 걸려 넘어지고, 넘어져서 뼈가 부러지는 등 크게 다치면 자리보전할 가능성이 높습니다.

이는 결코 과장이 아닙니다. 돌봄이 필요한 원인의 상당수가 뜻밖에 넘어졌거나 골절되어 다쳤기 때문입니다(일본 내각부, 《2023년판 고령사회백서》).

좀 더 자세히 알아보자면 하체 근육과 몸을 지탱하는 데에 중요하게 쓰이는 몸통 근육, 즉 체간근이 중요합니다. 체간은 글자 그대로 '몸의 줄기(근간)'로, 머리와 목, 두 팔과 두 다리를 뺀 부분을 가리킵니다. 요즘은 '코어 근육'이라고도 부르죠.

체간근에는 몸이 균형을 잘 잡을 수 있도록 지탱하는 근육들이 있습니다.

먼저 배에 있는 복근들(복직근, 복횡근, 복사근)은 내장을 지키는 근육입니다. 특히 배 속 깊이 자리 잡은 복횡근은 복압을 높여주기 때문에 이 복횡근이 제대로 작용하지 않으면 몸이 안정되지 않고 자세가 쉽게 무너집니다. 호흡에 중요한 횡격막도 복근들이 잘 작용하지 않으면 효과적으로 움직이지 않습니다.

또한 등 근육들(척주기립근, 광배근, 승모근 등), 허리 근처에는 장요근(대요근, 장골근, 소요근), 엉덩이 근처에는 대둔근, 골반저근 등이 있습니다.

몸속 깊은 곳에서 신체를 지탱하고 안정시키는 근육이 바로 심층근인데 일반적으로는 복횡근, 다열근, 횡격막, 골반저근 등을 가리킵니다. 체간을 단련한다고 하면 이들 심층근을 단련한다는 의미입니다.

대요근은 등뼈와 대퇴골을 연결하는 근육으로, 걸을 때 다리를 끌어 올렸다가 앞으로 밀어낼 때 쓰입니다. 20대의 대요근 근육량을 100%라고 하면 70대에는 근육량이 약 50%까지 줄어듭니다. 대요근의 근육량이 너무 줄면 걸을 때 발을 끌게 돼 넘어지기 쉽습니다.

전체 근육의 70%인 다리와 허리 근육을 단련하는 것이 제대로 걸을 수 있는 비결입니다.

2. 나이를 먹으면 고기를 먹자

아침밥은 제대로 단백질을 먹는다

근육감소증 예방에는 골격근 유지가 중요하다

나이가 들면서 근육이 감소하는 현상을 '사르코페니아(근육감소증)'라고 합니다. 그리스어로 '사르코'는 '근육', '페니아'는 '감소'라는 뜻이므로, 사르코페니아는 '노화로 인한 근육감소증'으로 번역할 수 있습니다.

근육감소증이 나타나면 자주 넘어지고, 넘어지면서 골절되기 쉽고, 인지 기능 저하가 일어나는 등 불편한 상황이 많이 생깁니다. 결국엔 심신이 모두 노쇠한 상태가 되어가다가 마침내 자리에 누워만 있게 되어 건강수명이 줄어듭니다.

다행히 일상에서 근육감소증을 예방하는 방법이 있습니다. **근육감소증을 예방하려면 골격근을 유지해야 합니다.** 골격근의 근육량과 근력은 매일 섭취하는 단백질량과 연관성이 강합니다. 영양에 관한 많은 연구를 통해 단백질 섭취량이 적으면 '3년 후 근력이 저하된다(근육감소증이 된다)'라거나 '3년 후 노쇠 증상이 나타나기 쉽다'는 사실을 확인할 수 있었습니다.

또 고령자의 근육이 쉽게 줄어드는 원인에는 '동화 저항성'이 있습니다. 쉽게 말하면 단백질을 구성하는 아미노산이 근육조직에 도달해도 근육 단백질이 만들어지기 어렵다는 이야기입니다. 다만, 적절한 아미노산을 듬뿍 공급함으로써 골격근에서 단백질 합성을 유도할 수 있습니다.

일본 후생노동성의 〈일본인의 식사 섭취 기준(2020년도 판)〉에 따르면, 단백질의 일반적인 하루 권장량은 18~65세 남성 65g, 65세 이상 남성 60g, 성인 여성 50g입니다[2020년 한국 보건복지부의 자료도 65세 이상 남성 60g, 65세 이상 여성 50g].

류신 함량을 높이면 근력이 증가한다

후생노동성 〈2019년 국민건강·영양조사보고〉에 따르면, 하루 평균 단백질 섭취량은 남성 78.8g, 여성 66.4g입니다. 현대 일본인은 특별히 단백질은 부족하지 않은 것 같습니다[한국 질병관리청의 〈2022 국민건강통계〉를 보면 하루 평균 단백질 섭취량은 남성 80.4g, 여성 59.8g].

그러나 표준편차의 차이가 큰 것으로 보아 제대로 먹는 사람과 먹지 않는 사람의 차이가 큼을 알 수 있습니다. **'나이를 먹으면 고기를 먹자'**는 말은 이러한 이유에서입니다. 다만, 신장병이 있는 사람은 먼저 의사와 상담해야 합니다.

단백질을 구성하는 아미노산 중에서도 '류신'이라는 아미노산이 가장 중요합니다. 까다로운 이름이지만, 베타-하이드록시베타-메틸뷰티르산(HMB)[인체에서 자연적으로 생성되는 물질로, 근육 성장과 회복에 효과가 있어 근육 강화용 보충제로도 사용됨]이라는 물질은 류신의 대사 과정에서 얻을 수 있는 대사산물로, 류신의 약 5%만 HMB로 전환됩니다. 이 HMB는 근육에서 단백질 합성이 이루어지도록 유도하는 중요한 역할을 합니다. 필수아미노산 중 류신의 함량을 40%까지 높인 실험 결과 근력이 증가했음이 인정돼 류신 보충의 유용성이 입증되었습니다.

앞에서 이야기했듯이, 고령자는 아미노산이 근육조직에 도달해도 근육 단백질을 만들기 어렵습니다. 그래서 아미노산을 효율적으로 보충할 수 있도록 **류신을 많이 포함한 식품**(유제품, 달걀, 생선, 콩 등)**을 조리하여 먹으면 근육감소증을 효과적으로 개선**할 수 있습니다.

아침밥을 안 먹으면 체중이 늘고, 근육량이 줄어든다

최근 연구에서 중요한 사실이 밝혀졌습니다. 단백질을 섭취할 때는 아침 식사에 중점을 두어야 한다는 것입니다. '아침밥을 먹는 습관은 건강에 좋다'는 연구가 많습니다. 이는 '시간영양학'이라는 말로 한층 명확해졌습니다. 시간영양학은 '체내시계'를 고려한 영양학입니다.

우리의 몸을 구성하는 모든 세포는 체내시계를 가지고 있습니다. 이 체내시계의 리듬은 24시간보다 10~30분 정도 더 깁니다. 그러니 매일 체내시계를 초기 상태로 되돌릴 필요가 있습니다. 이렇게 하루 24시간 주기로 되풀이되는 생물체의 리듬을 '개일리듬' 또는 '서캐디언 리듬', '일주현상'이라고 합니다.

체내시계를 맞추는 방법은 간단합니다. 예를 들어, 아침밥을 먹으면 체내시계를 24시간으로 초기화할 수 있습니다. 또 뇌(중추)에 있는 체내시계는 아침 빛으로 맞추므로 아침에 일어나면 먼저 햇빛을 받아 체내시계를 초기화해야 합니다.

반대로 체내시계를 무시하면 몸 상태는 나빠집니다. 아침밥을 습관적으로 먹지 않으면 체내시계에 이상이 생겨 '체중이 늘고 근육량은 저하된다'는 동물실험 연구가 있었습니다.

즉, 아침밥을 먹는 습관을 들이면 체내시계가 정상화돼 살이 잘 찌지 않는 체질이 될 수 있습니다.

이와 관련해서 사람을 대상으로 한 연구도 살펴봅시다. 2021

년 일본에서 다음 표와 같이 전체 식사 중 아침밥의 단백질 비율이 높을수록 근육량과 근력이 높다는 사실을 연구를 통해 밝혔습니다. 즉, 아침밥을 제대로 잘 먹고, 가능하다면 아침에 단백질을 듬뿍 먹는 것이 중요합니다.

매일 정해진 시간에 일어나 햇빛을 쬐고, 계란이나 두부(가능하다면 고기, 생선) 같은 양질의 단백질이 포함된 아침밥을 먹읍시다. 이러한 생활 습관이 제대로 된 근육을 만듭니다.

🦶 아침밥의 단백질 섭취율과 근육량의 상관관계

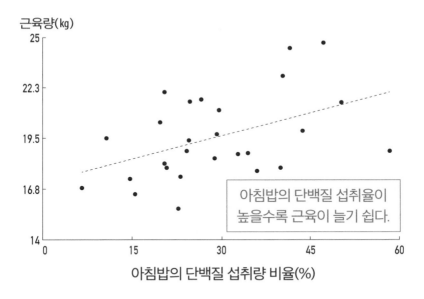

출처) 김현기, 후쿠자와 마유코 외, 〈영양학 프런티어Frontiers in Nutrition〉(2021년)

3. 몸의 노화 상황을 파악한다

'한 발 서기'를 몇 초 할 수 있는가?

65세 그룹의 한 발 서기 평균 기록은 약 50초

평생 내 다리로 걸으려면 몸의 균형을 잘 잡는 것이 중요합니다. 의료기관에서 대부분 중심동요계[그래비코더라고도 하며, 사람의 중심 위치를 수평면상에 투영하여 기록하는 것]를 이용해 신체의 흔들림과 안정성을 측정해 평형 기능을 평가합니다.

그러나 이 검사는 해당 기계가 있는 시설에서밖에 할 수 없다는 난점이 있습니다. 그래서 검사 장소에 상관없이 단기간에 측정할 수 있는 '눈 뜨고 한 발 서기' 검사를 하기도 합니다.

나이가 들면 균형을 잡는 데 필요한 '체성감각(내 몸이 지금 어떠한 상태에 있는지를 인식하는 힘)'에 관련된 수용체 수가 감소한다는 보고가 있습니다(《실험적 뇌 연구Experimental Brain Research》, 2001년).

눈 뜨고 한 발 서기는 체성감각의 일부 기능을 일부러 제한하는 검사입니다. 체성감각과 근육, 골격계, 신경계 저하를 평가하는 종합적 지표라고 볼 수 있습니다.

> ▶ **눈 뜨고 한 발 서기를 해보자**
>
> ① 넘어지지 않도록 벽과 마주 본 후 50㎝ 정도 떨어져서 똑바로 섭니다.
> ② 두 눈을 뜨고 양손을 편하게 내린 후, 한쪽 다리를 올립니다.
> ③ 바닥에 붙은 지지 발이 어긋나거나 몸의 일부가 바닥 혹은 벽에 닿으면 종료합니다.

이렇게 2번 측정하고 시간이 더 긴 쪽을 기록합니다. 우리 센터에서 측정한 데이터를 보면, 평균연령 65세 그룹의 눈 뜨고 한 발 서기 평균 기록은 약 50초였습니다.

눈 뜨고 한 발 서기의 기본자세

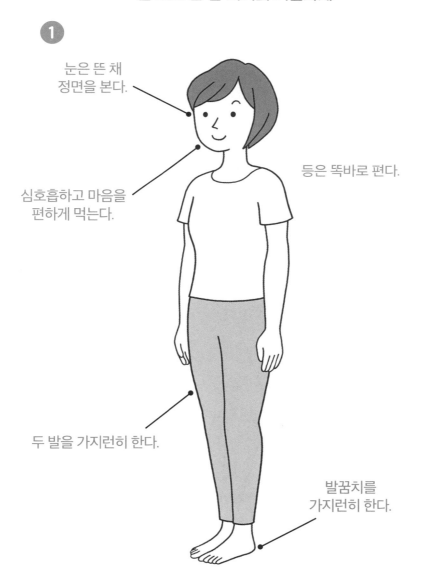

①

눈은 뜬 채
정면을 본다.

심호흡하고 마음을
편하게 먹는다.

등은 똑바로 편다.

두 발을 가지런히 한다.

발꿈치를
가지런히 한다.

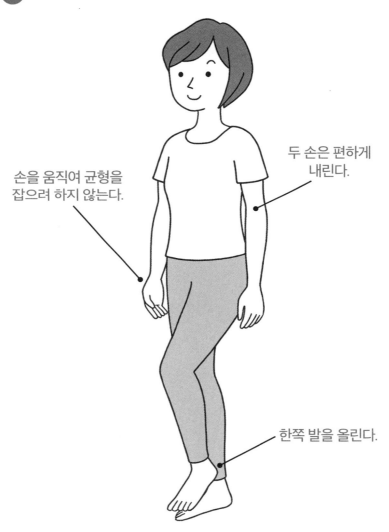

두 손은 편하게
내린다.

손을 움직여 균형을
잡으려 하지 않는다.

한쪽 발을 올린다.

4. 한 발 서기 시간이 짧은 경우 (1)

근육감소성 비만을 의심해 보자

대퇴근 단면적이 근육감소증을 판단하는 지표

나이가 들면서 몸의 근육량은 줄어듭니다. 이 현상을 '근육감소증'이라고 부른다는 것은 앞에서 다루었습니다.

우리 센터는 근육감소증인지 아닌지 평가하는 지표로 대퇴근의 단면적을 측정합니다.

대퇴근 단면적은 서혜부(사타구니)부터 슬개골 위 모서리의 중점을 대퇴의 중간 부분으로 삼아 촬영한 뒤, 이 부위의 CT 화면을 의료용 영상 시스템인 '오시릭스Osirix'로 읽습니다.

대퇴부 총단면적과 함께, 무릎을 펼 때 쓰이는 근육(신전근)인 대퇴사두근의 단면적(사두근의 단면적)과 다리를 구부릴 때 작용하는 근육(굴근, 대표적으로 햄스트링)들의 면적(비사두근의 단면적)

을 구별하여 평균치를 측정한 것도 사용합니다.

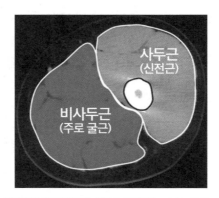

대퇴사두근과 햄스트링(비사두근)

몸의 균형을 잡기 어려워진다

잘 걸으려면 몸이 균형을 잘 잡아야 합니다. 이런 몸의 균형감각에는 근육감소증 외에 내장비만도 큰 영향을 끼칩니다.

내장비만을 평가할 때 자주 사용되는 지표는 배꼽 높이에서 찍은 CT 영상으로 산출한 내장지방의 면적입니다.

내장지방의 진단 기준은 대사증후군의 진단 기준과 같은 '내장지방 면적 100㎠ 이상'입니다.

그래서 대퇴근 단면적과 내장지방 면적이 신체의 안정성과 어떤 관련이 있는지를 다변량해석[어떤 개체에 대한 관측값이 2개 이상일 때, 이들의 상호작용 및 관계를 분석하는 통계학적 기법]으로 해석했습니다. 그 결과 대퇴근 단면적과 내장지방의 면적은 각각 신체의 안정성과 연관이 있었습니다.

이는 대퇴근 단면적이 줄고 내장지방의 면적이 증가하면 몸의 중심점이 많이 흔들린다는 점을 시사합니다.

정상, 근육감소증, 내장비만, 근육감소성 비만(근육감소증에 추가로 내장지방 면적이 100㎠ 이상인 경우)인 네 그룹의 신체 안정성을 비교하자, 그룹 사이의 차이가 명확했습니다.

근육감소성 비만 그룹은 정상 그룹에 비해 몸의 중심점이 확실히 많이 흔들린 점으로 보아, 근육감소성 비만인 사람은 몸의 균형을 유지하기 어렵기 때문에 한 발로 설 수 있는 시간이 짧다고 볼 수 있습니다.

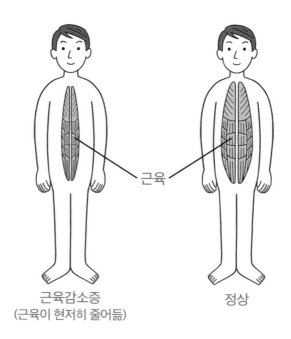

근육

근육감소증
(근육이 현저히 줄어듦)

정상

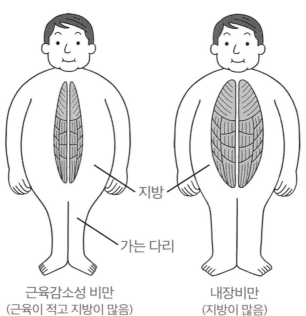

지방

가는 다리

근육감소성 비만
(근육이 적고 지방이 많음)

내장비만
(지방이 많음)

5. 한 발 서기 시간이 짧은 경우 (2)

골밀도가 줄었는지 의심해 보자

엑스레이를 찍지 않고도 측정할 수 있다

골밀도 검사는 골다공증 진단을 내릴 때 받는 검사입니다. 엄밀하게 하려면 DXA(또는 DEXA)라는 방사선을 사용해 골밀도를 측정합니다.

젊은 성인(20~44세의 건강한 성인)의 골밀도 평균치를 100%라 했을 때, 내 몸의 골밀도가 몇 %에 해당하는지를 보여주는 진단 지표가 YAM치(청년평균치)입니다. **YAM치가 70% 미만이면 골다공증으로 진단**합니다.

우리 센터는 엑스레이 대신 정량적 초음파 측정법(QUS)으로 발꿈치뼈를 통해 뼈의 밀도를 검사합니다. QUS의 장점은 검사 시간이 짧고 방사선 노출이 없다는 점입니다. 데이터로 보면

QUS값과 연령은 남녀 모두 반비례했습니다.

한 발 서기 시간이 짧으면 뼈가 약하다

여기에 더하여 한 발 서기 기록이 20초씩 차이가 나는 네 그룹을 대상으로 발꿈치뼈의 초음파 전달속도(SOS, Speed of sound)는 어떤지 검토했습니다.

한 발 서기 기록이 60초 미만인 세 그룹은 60초 동안 설 수 있는 그룹에 비해 남녀 모두 SOS가 낮았기 때문에, 한 발 서기 시간이 짧으면 뼈가 약해졌다고 판단할 수 있습니다.

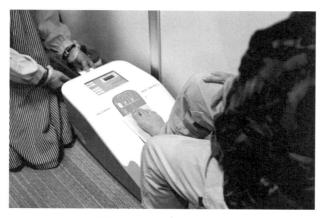

정량적 초음파 측정법

6. 한 발 서기 시간이 짧은 경우 (3)

뇌가 위축되고 쇠퇴한다

경도인지장애의 10%는 치매가 된다

저는 우리 센터에서 인지 기능과 한 발 서기 시간 사이에 어떤 관련이 있는지를 검토했습니다. 센터에서 진료받은 사람 중 명확하게 뇌혈관질환 병력이 없는 390명이 대상이었습니다.

우리 센터에는 치매 환자가 없으나 정상과 치매의 중간인 경도인지장애를 앓는 분들이 계십니다. 경도인지장애로 판정된 후 아무것도 하지 않고 방치하면 그중 10%가 치매로 발전하고 맙니다.

우리는 정상으로 판정된 사람과 경도인지장애로 판정된 사람들의 한 발 서기 시간을 비교했습니다. 그 결과, 정상 그룹은 평균 50초간 한 발로 설 수 있었지만, 경도인지장애 그룹은 더 짧은 40초 정도만 한 발로 설 수 있었습니다.

자기공명영상(MRI)으로 뇌의 수축 상태(뇌위축도)를 보면, 뇌
위축도가 큰 사람은 한 발 서기 시간이 짧습니다. 알츠하이머병
환자의 한 발 서기 시간은 평균 20초 미만이었습니다.

🦶 경도인지장애인 사람은 한 발 서기 시간이 짧다

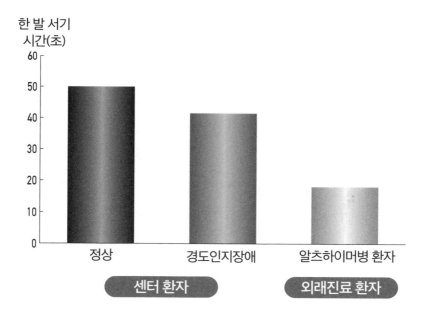

출처) 기도 도모코 외, 〈치매와 노인 인지장애Dementia and Geriatric Cognitive Disorders〉(2010년 6월)

7. 다리 힘을 단련하는 법: 초급편

'발꿈치 들기'는 언제 어디서나 할 수 있다

머리가 하늘로 끌려 올라가는 느낌으로

이 책을 읽는 분 중에는 여러 이유로 걷기 어려운 사람도 있겠지요. 그런 사람에게 추천하는 운동이 '발꿈치 들기'입니다.

예전에 어떤 사람이 전철을 기다리면서 골프를 치듯 섀도 스윙하는 모습을 본 적이 있습니다. 동작이 커서 상당히 눈에 띕니다.

하지만 '발꿈치 들기'는 큰 움직임이 없으므로 주목받고 싶지 않은 분도 언제, 어디서나 시도할 수 있습니다.

┌─── ▶ **발꿈치 들기를 해보자** ───────────

① 머리가 하늘로 끌려 올라가는 느낌으로, 양발의 발꿈치를 천천히 올려 발끝으로 섭니다.

② 발꿈치에 체중을 실어 천천히 내립니다.

③ 통증이 없는 범위 내에서 반복합니다.

　목표는 약 1분간 동작을 반복하는 것입니다. **균형을 잡기 어려운 사람은 그림처럼 의자 등받이를 한 손 또는 양손으로 잡고 합니다.** 익숙해지면 의자에서 손을 떼면 됩니다.

발꿈치 들기

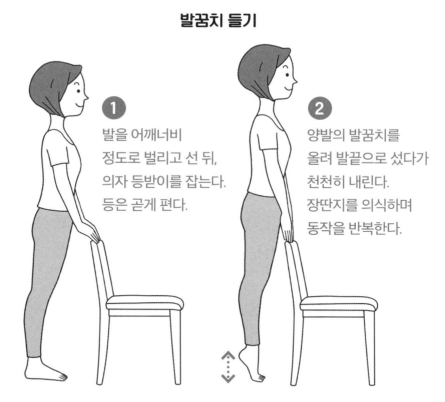

❶ 발을 어깨너비
정도로 벌리고 선 뒤,
의자 등받이를 잡는다.
등은 곧게 편다.

❷ 양발의 발꿈치를
올려 발끝으로 섰다가
천천히 내린다.
장딴지를 의식하며
동작을 반복한다.

장딴지 근육이 잘 신축돼야 혈류가 원활하다

이 운동은 '제2의 심장'이라 불리는 장딴지 근육을 적절히 움직여 혈류를 원활히 흐르게 합니다.

장딴지 근육의 정식 명칭은 장딴지세갈래근(하퇴삼두근)입니다. 글자 그대로 3개의 근육 덩어리로 이루어져 있습니다. 세 근육의 이름은 각각 비복근 외측두, 비복근 내측두, 가자미근입니다(61쪽 참조).

비복근은 장딴지에서 가장 튀어나온 부분으로, 달리거나 점프하는 등 순발력이 필요한 움직임에서 크게 활약합니다.

가자미근은 비복근 아래에 있는 근육으로, 이름 그대로 가자미 같은 모양입니다. **가자미근은 몸의 균형을 잡거나 지구력을 발휘할 때 활약**하는 근육입니다.

'제1의 심장'은 몸의 중심에서 온몸으로 혈액을 보내는 장기입니다. 걸으면 장딴지 근육이 신축되고 근육이 내부 혈관을 압축해 혈액이 잘 흐르게 하므로 '제2의 심장'이라 불립니다.

특히 **다리는 중력을 거슬러 심장에 혈액을 돌려보내기 때문에 매우 중요**합니다.

8. 다리 힘을 단련하는 법: 중급편

이를 닦으며 할 수 있는 '1분 한 발 서기'

하루 3회 1분 한 발 서기로 뼈를 강화한다

제가 추천하는 '1분 한 발 서기' 운동법은 다음과 같습니다.

> **▶ 1분 한 발 서기를 해보자**
>
> ① 두 발을 가지런히 모아 섭니다.
>
> ② 그 상태에서 한 발을 5㎝ 정도 들고 1분간 유지합니다.
>
> ③ 1분이 지나면 발을 바꿔 반복합니다.

1분 한 발 서기

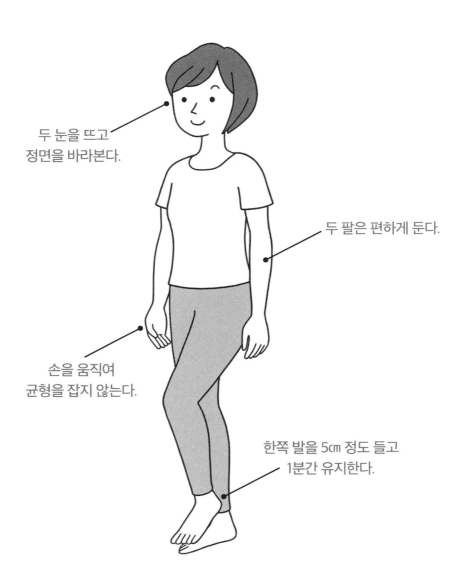

두 눈을 뜨고
정면을 바라본다.

두 팔은 편하게 둔다.

손을 움직여
균형을 잡지 않는다.

한쪽 발을 5㎝ 정도 들고
1분간 유지한다.

간단해 보이지만 상상 이상으로 꽤 빡빡한 운동입니다. 쇼와대학교정형외과 사카모토 게이조 교수는 이를 '다이나믹 플라밍고 요법'이라고 이름 붙여 오랜 기간 환자에게 지도했습니다. 사카모토 교수는 이 운동을 하루에 3회(좌우 총 6회) 실시하도록 했습니다.

1분 한 발 서기를 할 때 허벅다리에 가해지는 운동부하량(골량을 증가시키는 자극이나 압력)은 이론상 53.3분간 걸은 것과 같다는 데이터가 있습니다.

고령의 골다공증 환자가 3~6개월간 이 훈련을 했더니 허벅다리 골밀도가 약 60% 증가했습니다. 이는 70세 이상 고령자, 운동기 불안정증(MADS, 고령화로 균형 능력 및 이동·보행 능력이 저하돼 두문불출하거나 넘어질 위험성이 높은 상태. 한 발 서기 15초 이하)인 사람에게도 유효합니다.

운동을 계속하면 효과는 커진다

6개월간 진행된 이 넘어짐 방지 연구에 따르면 '운동을 하지 않은 그룹(377명, 평균연령 81세)'의 한 발 서기 시간이 5.6초에서 6.4초로 늘었고 넘어짐 비율은 30%에서 21%로 줄었습니다. 운동하지 않은 그룹은 통계학적으로는 유의미한 차이가 없었습니다.

👣 1분 한 발 서기를 하루 3회 하면 덜 넘어진다

운동을 하지 않는 그룹(377명, 평균연령 81세)

| before | 6개월 후 |

▶눈 뜨고 한 발 서기 시간

5.6 초 ⟶ 6.4 초

▶넘어짐 발생

30 % ⟶ 21 %

운동을 한 그룹(324명, 평균연령 80세)

| before | 6개월 후 |

▶눈 뜨고 한 발 서기 시간

5.8 초 ⟶ 17.7 초

▶넘어짐 발생

37 % ⟶ 14 %

출처) 사카모토 게이조 외, 〈일본 정형외과 과학 저널Journal of Orthopaedic Science〉(2013년 1월)을 참고로 작성

그러나 '운동을 한 그룹(324명, 평균연령 80세)'의 한 발 서기 시간은 5.8초에서 17.7초로 3배나 늘었고, 넘어짐 비율은 37%에서 14%로 대폭 줄었습니다(〈일본 정형외과 과학 저널Journal of Orthopaedic Science〉, 2013년 1월).

매우 효과적이지 않습니까? 자, 1분을 목표로 시작해 봅시다. 넘어질까 봐 걱정된다면 어딘가를 붙잡고 시작합시다. 또 무릎 관절 등에 통증이 있는 사람은 먼저 의사와 상의해 주십시오.

9. 다리 힘을 단련하는 법: 고급편

다리와 허리가 튼튼해지려면 '느린 점프'를

하체 근육을 중심으로 단련한다

'느린 점프'는 제가 고안한 운동입니다. 하반신 근육이 강하게 단련돼 제대로 걷기 쉬워집니다.

▶ **느린 점프를 해보자**

① 손발의 힘을 뺀 채 등을 똑바로 펴고 섭니다.

② 시선은 정면을 향합니다.

③ 발꿈치가 바닥에서 조금 떨어질 정도로 뜁니다. 이때 호흡은 멈추지 않고 자연스럽게 합니다. 착지할 때는 무릎을 가볍게 구부립니다.

방법은 간단하지만 뛸 때마다 복근에 힘이 꽤 들어가서 하체 근육을 중점적으로 단련할 수 있습니다.

1분에 약 100번 뛰는 속도로 하면 허리가 바짝 조여져 감량 효과도 있습니다. 물론 가능한 정도부터 시도합시다.

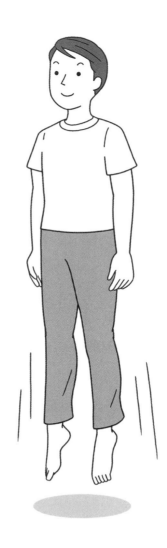

세 가지 뛰는 법 중에서 고른다

제가 고안한 느린 점프에는 세 종류가 있습니다. 하나씩 살펴봅시다.

① 스탠더드 점프

똑바로 뛰어올랐다가 원위치에 착지합니다. 이 점프를 하면 장딴지 근육의 펌프 작용으로 혈액 순환이 좋아집니다. 혈압을 개선하는 효과도 있습니다.

② 피겨스케이트 점프

양손을 휘감듯이 모아 올린 후, 똑바로 뛰어오릅니다. 이 점프는 견갑골을 여는 효과가 있습니다. 등[척추 주위]에는 지방 연소를 돕는 갈색지방세포가 있으므로 손을 확실히 위로 올려서 갈색지방세포를 활성화합시다.

③ 코사크 점프

오른발을 오른쪽으로 차내면서 점프한 다음, 착지와 동시에 왼발을 왼쪽으로 차내면서 뜁니다. 러시아 코사크 댄스를 상상하면 쉽습니다. 골반 근처도 단련돼 뱃살을 빼는 데 상당한 도움이 됩니다.

▶ 느린 점프를 할 때 주의할 점

- 심장병이나 정형외과 관련 질환이 있는 사람은 먼저 의사와 상담합시다.
- 통증이 느껴지면 바로 중지하십시오.
- 할 수 있는 횟수부터 시작하고, 익숙해지면 조금씩 늘립니다.

스탠더드 점프

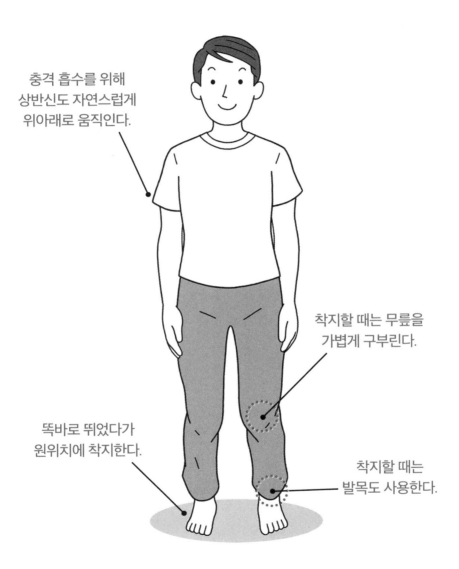

충격 흡수를 위해
상반신도 자연스럽게
위아래로 움직인다.

착지할 때는 무릎을
가볍게 구부린다.

똑바로 뛰었다가
원위치에 착지한다.

착지할 때는
발목도 사용한다.

피겨스케이트 점프

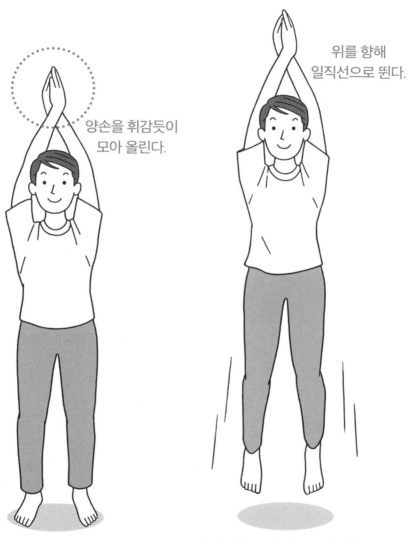

양손을 휘감듯이
모아 올린다.

위를 향해
일직선으로 뛴다.

피겨스케이트 선수가 된 것처럼
우아하게 점프한다.

코사크 점프

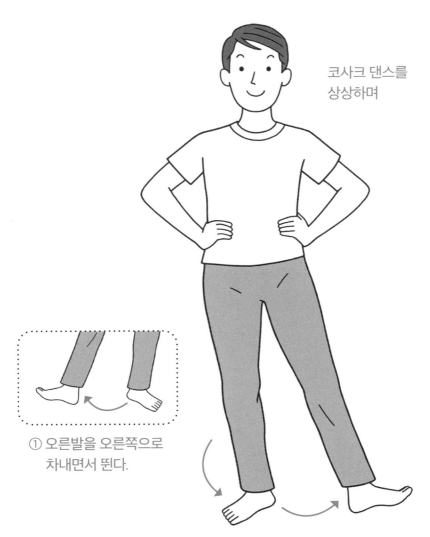

코사크 댄스를
상상하며

① 오른발을 오른쪽으로
차내면서 뛴다.

② 오른발을 원위치로 돌리고,
바로 왼발을 왼쪽으로 차내면서 뛴다.

실천 예: 이상지질혈증으로 경과 관찰 중인 72세 여성

100회를 목표로 우선 10번씩 시작했습니다.

아침저녁으로 점프했더니 반년 만에 LDL(나쁜) 콜레스테롤은 171에서 128로 줄고, HDL(좋은) 콜레스테롤은 63에서 67로 늘어 L/H비율이 2.7에서 1.9로 개선되었습니다.

중성지방은 104에서 85로, 뇌나트륨이뇨펩타이드(BNP)[심장에 부하가 가해졌을 때 심실에서 혈액으로 분비되는 호르몬으로 이뇨 작용과 혈관 확장 작용 등을 함]도 10에서 5로 개선되었습니다.

10. 1분간 '느린 점프' 실천

1분간 배 둘레가 5㎝나 줄어들다

50대 후반의 남성 A씨의 경우

교육 버라이어티 프로그램 〈세상에서 가장 받고 싶은 수업〉에 출연했을 때, '느린 점프'를 만담가 A씨에게 전파했습니다.

실험 전에 측정한 A씨의 신체 사이즈는 체중 74.6kg, 배 둘레 96㎝였습니다. A씨와 동갑인 제가 세 가지 점프법을 알려드렸습니다.

첫 번재 점프는 '스탠더드 점프'였습니다.

A씨는 1분 동안 점프한 뒤 "1분이라고 듣고 쉽게 생각했는데 같은 곳에 착지하려고 하니 앞이나 뒤로 가는군요"라고 말씀하셨죠.

두 번째 점프는 '피겨스케이트 점프'입니다.

제가 좋아하는 밴드 반 헤일런의 음악 〈점프〉에 맞춰 리드미컬하게 뛰도록 했습니다.

세 번째 점프는 '코사크 점프'였습니다.

이 세 점프를 일주일 동안 아침, 점심, 저녁 매일 3번씩 뛴 후 체중을 쟀더니 73.8kg이 되었습니다. 0.8kg이나 가벼워진 것입니다.

그 이상으로 효과를 본 부위는 배 둘레였습니다. 96cm에서 91cm로 무려 5cm나 줄었습니다.

30대 초반의 개그우먼 B씨의 경우

또 다른 프로그램에 출연했을 때 개그우먼 B씨에게도 느린 점프를 해보게 했습니다. B씨가 느린 점프를 시작할 때의 체중은 56.8kg이었습니다.

일주일 후에 측정한 체중은 55.5kg.

2주째에는 55.0kg.

4주째에는 54.5kg.

최종적으로 2.3kg을 감량했습니다.

허리둘레도 95cm에서 84.5cm로 10.5cm나 줄어 볼록한 배가 들어갔고 그 극적인 효과에 본인도 놀랐습니다.

그 외에도 저는 여러 프로그램에 출연하여 느린 점프를 소개했는데, 어느 프로그램에서나 허리둘레가 크게 줄어드는 효과를 보았습니다.

자, 여러분 즐겁게 뛰는 습관을 들여봅시다.

11. '앉을까 말까 스쾃'을 해보자

하루에 딱 10번만 해도 효과가 있다

아슬아슬하게 앉지 않고 다시 일어선다

근력 강화에 좋은 운동으로는 스쾃이 잘 알려져 있습니다. 스쾃은 쭈그리고 앉았다가 일어서는 동작을 반복하는 간단한 운동이지만, 다양한 방법으로 자극점에 변화를 줄 수 있습니다.

일반인에게 추천하는 방법은 무릎을 구부리면서 엉덩이를 뒤로 빼고 앉으며 상체를 앞으로 기울이는 '고관절 스쾃'입니다. 이 방법은 무릎에 부담이 적습니다.

고관절 스쾃은 넙다리 뒷면의 고관절 신전근(햄스트링이나 대둔근)에 크게 부하가 걸리며, 하체 근육 전체를 비교적 골고루 단련할 수 있습니다.

다만, 스쾃보다 더 쉬운 운동이 필요한 분께는 건강운동지도 사이자 케어워킹보급회의 대표이사인 구로다 에미 씨가 제안하는 '앉을까 말까 스쾃'을 추천합니다. 재미있는 이름이지요?

최근에 구로다 씨에게 직접 배웠는데 '이거라면 계속할 수 있겠다'라고 생각했습니다.

방법은 매우 간단합니다. 의자에 앉거나 의자에서 일어서는 동작을 스쾃에 응용한 것입니다. 구체적으로는 의자에서 앉으려고 내려가되 아슬아슬하게 앉지 않고 다시 일어서는 동작을 반복하는 운동입니다.

팔은 팔짱을 끼거나, 팔짱을 끼기 어렵다면 편한 자세로 하면 됩니다.

구로다 씨는 "의자에 앉으려고 내려가다가 앉지 않고 아슬아슬하게 버틸 때, 우리는 다리 힘을 가장 많이 사용합니다"라고 설명합니다.

이 운동은 무릎 부담이 적고 안전합니다. 하기 싫어지면 바로 그만두고 앉을 수 있다는 점도 추천하는 이유입니다. 내려가다가 의자에 앉아도 괜찮습니다.

결국 의자에 앉아버려도 아슬아슬한 곳에서 가능한 한 버텼던 그 짧은 순간이 운동이 됩니다.

처음에는 의자에 앉았다가 일어서기만 해도 괜찮습니다. 하루에 딱 10번만 해도 효과가 있습니다.

의자를 이용하는 앉을까 말까 스쾃은 비교적 편한 운동이지만, 가슴을 펴고 상체를 세워서 수행하면 배와 등 근육도 어느 정도 단련할 수 있습니다.

자, 여러분 바로 해봅시다!

앉을까 말까 스쾃

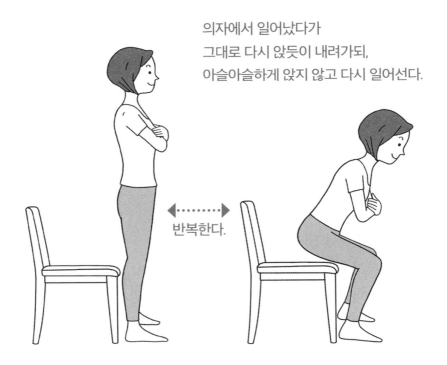

의자에서 일어났다가
그대로 다시 앉듯이 내려가되,
아슬아슬하게 앉지 않고 다시 일어선다.

반복한다.

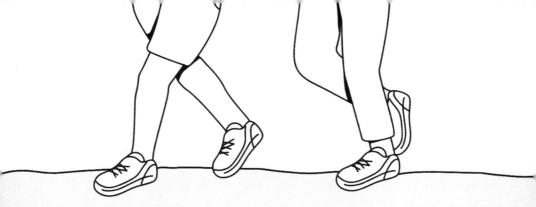

제 3 장

[이것만 해도
혈관이 젊어진다]

1. 모세혈관이 유령화한다

모세혈관은 혈관의 99%를 차지한다

모세혈관은 나이가 들면 감소한다

우리 몸에는 크고 작은, 방대한 양의 혈관이 퍼져 있습니다. 그중에서도 혈관의 95~99%를 차지하는 모세혈관의 네트워크는 아주 넓습니다.

인간의 몸에 있는 모세혈관을 모두 합친 길이는 대략 10만㎞이며, 이는 지구 2바퀴 반을 돌 수 있는 길이입니다.

몸의 모든 장기와 세포는 머리카락 굵기의 약 10분의 1인 5㎛(마이크로미터)의 가느다란 혈관을 통해 영양과 산소를 전달받고, 노폐물을 제거합니다.

건강한 모세혈관의 내피세포는 1,000일 정도 지나면 새로운 세포로 교체됩니다. 이런 모세혈관의 수는 나이가 들면서 줄어듭니다. 20대와 비교하면, 40대 무렵부터는 신진대사 기능이 떨어지면서 죽어가는 세포가 늘어나고 60~70대에는 20대와 비교해 40%나 감소합니다.

이때 혈관을 그대로 방치해 혈류가 줄고 영양분이 운반되지 않으면, 혈관을 구성하는 세포가 죽어서 혈관이 소실됩니다. 이 현상을 '유령화'라고 부릅니다.

유령화를 일으킨 모세혈관을 '유령혈관'이라고 이름 붙인 사람은 오사카대학교의 다카쿠라 노부유키 교수입니다.

모세혈관을 유령화하는 생활 습관

모세혈관이 유령화되는 생활 습관으로 다음 세 가지를 들 수 있습니다.

① 운동 부족

운동이 부족하면 대혈관 혈류가 나빠지며 혈액이 모세혈관에 닿기 어려워집니다.

대혈관의 가장 안쪽, 피와 닿는 내피세포는 혈관탄력성을 유지하려고 가스인 일산화질소(NO)를 방출합니다. 운동이 부족하면 일산화질소의 방출량이 적어져서 모세혈관까지의 혈류가 나빠집니다.

② 비만

배꼽 높이에서 측정한 허리둘레가 남성 85㎝ 이상, 여성 90㎝ 이상인 사람은 '내장지방형 비만'으로 판단합니다(더 정확히 판단하려면 복부 CT를 촬영해야 합니다). 내장지방형 비만은 내장지방에서 방출되는, 몸에 악영향을 일으키는 호르몬이 혈압을 높이거나 혈당 조절 능력을 악화시키고 혈액이 잘 흐르지 못하게 해서 모세혈관의 부담을 증가시킵니다.

③ 과식·과음

비만의 원인이 되므로, ②의 설명과 같은 원리로 나빠집니다.

게다가 당분, 지질脂質, 알코올을 과잉 섭취했을 때 체내에서 생성되는 알데하이드기(−CHO)가 원인이 되어 노화 촉진물질의 하나인 '최종당화산물(AGEs)'이 생성됩니다.

AGEs는 대혈관뿐만이 아니라 모세혈관의 세포도 손상시키므로 유령혈관이 생길 가능성이 높습니다.

2. 모세혈관을 강화하는 운동

하체 근육을 움직이면 피가 효율적으로 흐른다

유령혈관이 되면 혈액이 잘 흐르지 못한다

모세혈관을 강화하려면 모세혈관의 구조를 알아야 합니다. 모세혈관은 가장 안쪽의 내피세포를 벽세포가 둘러싸고 있는 이중 구조입니다.

유령혈관은 내피세포와 벽세포가 잘 붙지 못해서 혈액 속의 산소나 영양분이 새어나가고, 몸 구석구석까지 혈액을 잘 흘려보낼 수 없게 된 상태를 가리킵니다(다음 페이지 그림 참조).

모세혈관의 혈류를 원활히 하는 데는 적당한 운동이 필요합니다. 특히 전체 근육의 약 70%를 차지하는 하체 근육을 움직이면, 혈액이 효율적으로 흐르도록 할 수 있습니다.

이를 위해 다카쿠라 교수가 고안한 '유령혈관 예방용 발꿈치

정상적인 모세혈관

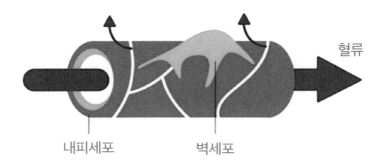

내피세포   벽세포   혈류

유령화한 모세혈관

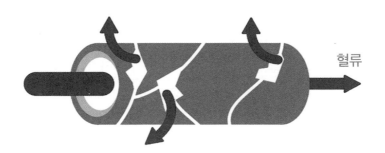

혈류

들기' 운동을 소개합니다.

앞서 82쪽에서도 '발꿈치 들기'를 소개했지만, 이번 유령혈관 예방용 발꿈치 들기는 발꿈치를 20도만 올립니다.

▶ **유령혈관 예방용 발꿈치 들기를 해보자**

① 몸에 힘을 빼고 서서 발꿈치를 천천히 위로 올립니다. 발꿈치는 20도 정도만 올립니다(발꿈치를 너무 높이 올려도 유령혈관을 예방하는 효과가 거의 없습니다).

② 그대로 5초간 유지합니다.

③ 천천히 내리면서 원래 자세로 돌아갑니다.

이렇게 하루 3회, 가능하다면 매회 20번씩 3세트를 합니다.

고령자나 발이 잘 휘청거리는 사람은 의자 등받이나 테이블, 벽을 가볍게 짚고 하면 좋습니다.

운동 전에 실시한 하지 혈관 검사에서는 보이지 않았던 아주 가는 혈관이 **운동을 하고 난 뒤에는 관측**되었다는(혈류가 개선되었다) 보고가 있습니다.

간단한 운동이지만 모세혈관 전체의 혈류를 개선합니다.

3. 모세혈관을 강화하는 식품

필발, 시나몬, 루이보스 차가 효과적

혈관 유령화를 예방하여 자리보전을 막는다

유령혈관은 부종이나 냉증, 기미, 주름, 피부 처짐, 치매로 연결될 가능성이 있습니다. 그러므로 유령화를 예방하면 자리보전도 막을 수 있을 것입니다.

앞에서 이야기했듯이, 모세혈관은 나이를 먹을수록 줄어듭니다. 그러나 '나이가 들었으니까 어쩔 수 없지' 하고 포기할 필요는 없습니다. 일상 속 작은 실천으로 모세혈관이 더 나빠지는 것을 막고 심지어는 부활시킬 수도 있습니다.

모세혈관의 감소나 노화를 막는 기본은 우선 피가 잘 흐르게 하는 것입니다. 모세혈관의 내피세포와 벽세포는 혈류가 좋아지면 바르게 접착하고, 건강한 모세혈관으로 재생됩니다.

내피세포의 '타이투(Tie2)' 분자는 모세혈관의 세포를 밀착시키는 작용을 합니다. 벽세포에서 분비되는 '안지오포에틴-1'이 Tie2를 활성화해 늘어진 모세혈관을 복원하고 유령화를 막아줍니다.

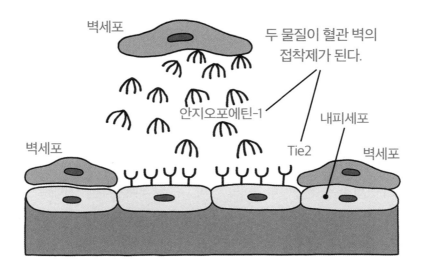

Tie2를 활성화하는 음식

그러면 Tie2를 활성화하는 음식에는 무엇이 있을까요? 지금 가장 주목받는 것은 **필발, 시나몬, 루이보스** 차입니다.

필발은 긴후추(롱페퍼)라고도 불리는 후추의 일종으로, 원산지가 인도라 '인도긴후추'라고 부르기도 합니다. 온라인 등에서 살 수 있습니다[우리나라 한의학에서는 후춧과의 덩굴식물 필발의 덜 익은 열매를 말린 것을 뜻하며, 구장이라고도 함].

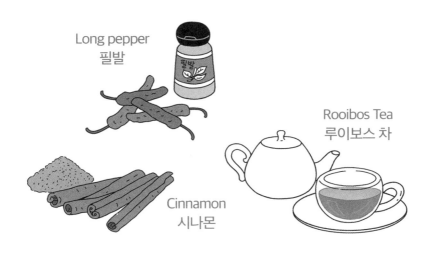

에히메대학교 간호학과의 '한랭 스트레스 검사'의 결과를 보면, 냉증인 사람이 필발 건조 엑기스를 섭취하고 냉수에 두 손을 1분간 담갔다가 뺐을 때 '양손 피부 온도의 회복이 상당히 빨랐다'고 합니다.

시나몬은 녹나무과의 상록수 나무껍질을 건조한 것입니다. 슈퍼에서는 이를 말아서 막대 형태로 만든 것이나 가루 형태로 만든 상품을 판매하고 있습니다. 시나몬은 한방에서는 '계피'라는 생약으로 활용합니다[우리나라에서 시나몬과 계피는 혼용되어 사용되지만, 보통 시나몬은 스리랑카가 주산지인 실론계피나무로 만든 것을, 계피는 중국이 원산지인 육계나무로 만든 것을 의미함]. 몸의 냉증 개선이나 위장약으로 쓰여, 위장의 더부룩함이나 통증을 개선합니다.

　루이보스 차는 남아프리카에 자생하는 콩과 식물인 루이보스의 잎을 건조한 차로 항산화 작용이 강해 인기가 많습니다. 역시 쉽게 살 수 있으니 한번 시험해 보면 어떨까요?

4. 모세혈관을 강화하는 식품 성분

시나몬이 혈관 유령화를 막는다

뇌신경 세포가 죽기 전에 인지기능장애가 일어난다

최근 알츠하이머병이나 혈관성 치매 환자가 증가해 사회적인 문제가 되고 있습니다. 일반적인 치매 증상으로 기억장애, 판단력 저하, 지남력장애(시간이나 장소를 알 수 없음), 언어장애, 실인증(물건이나 사람 얼굴을 인지할 수 없음) 등을 들 수 있습니다.

이러한 병세를 일으키는 원리는 아직 해명되지 않은 부분이 많습니다. 다만 고혈압이나 당뇨병, 이상지질혈증 등의 생활 습관병이 위기 인자가 된 것이 아닌가 하고 짐작하는 중입니다.

예를 들어 생활 습관병 때문에 동맥경화가 진행되면, 혈관의 탄성이 떨어지고 혈관 협착이 일어나서 뇌가 만성적인 저혈류 상태(만성 뇌허혈 상태)에 빠진다는 점이 확실해졌습니다.

만성 뇌허혈 상태가 되면 혈액 속 산소와 영양분이 원활하게 전달되지 않고, 걸을 때 휘청거리거나 입이 뒤엉키고, 건망증이 생기는 등 인지기능장애를 불러일으킵니다.

시나몬이 인지 기능을 유지하도록 작용한다?

교토대학교 시라카와 히사시 교수 등 연구 그룹이 발표한 〈치매에 대한 새로운 생체 방어기구의 발견〉(2023년 7월 24일)을 인용하면, 시나몬에 있는 매운 성분인 '일시적 수용체 전위 안키린 1(TRPA1)'을 유전적으로 느끼지 못하는 쥐를 사용하여, "뇌 혈류의 만성적 저하로 백질[고등동물의 뇌와 척수에서 신경세포를 감싼 말이집(미엘린초)이 모여 있어 흰색으로 보이는 부분] 손상이 일어나고, 이에 따라 인지기능장애에 이르는 '혈관성 인지장애' 모델을 제작·조사한 결과, (중략) 대조군인 야생형 쥐보다 조기에 백질 손상 및 인지기능장애가 일어나는 것"을 알 수 있었습니다.

더 상세히 조사한 결과, "뇌에 가장 많은 글리아세포(신경교세포)인 성상교세포Astrocyte에 발현하는 TRPA1가 활성화되면 (중략) 백질 손상을 억제하는 점, 시나몬의 주성분인 시남알데하이드로 TRPA1을 계속 자극하면 백질 손상이 억제돼 인지기능장애가 일어나지 않는 점을 발견하여, 성상교세포의 TRPA1 활성화가 치매에 대한 생체 방어기구로써 작용한다"는 것을 명확히 했습니다.

잘라 말할 수는 없지만, 뇌가 만성적인 저관류 상태(주요 뇌관의 혈류가 줄어드는 현상)가 돼 백질이 손상되면서 인지기능장애에 이르는 과정은 치매 발병이나 치매 증상의 악화에 깊이 관여한다고 생각합니다.

이 점에서 시나몬에 인지 기능을 유지하는 작용이 조금은 있는 게 아닐까 하고 유추할 수 있습니다.

5. 모세혈관을 강화하는 약

혈관의 불필요한 누출을 방지한다

모세혈관을 강화하는 의약품 개발이 활발하다

오사카대학교 다카쿠라 교수가 말한 모세혈관의 유령화는 잘 알려져 있습니다. 일본에서는 2023년 10월 20일에 매년 10월 20일을 '유령혈관 대책의 날'로 정했습니다. 앞으로 모세혈관을 강화하는 식사, 운동 방법이 점점 더 널리 알려지겠죠. 또 관련한 약품도 개발되고 있습니다.

2023년 11월 15일에 Tie2 수용체 아고니스트 화합물인 'AV-001'이라는 물질의 제2상[신약의 유효성과 안정성을 증명하기 위한 단계로, 다수(100~300명)의 사람들을 대상으로 시행] 임상 시험 평가가 발표되었습니다. 일본 안제스(오사카대학교 의학부 바이오벤처)와 캐나다 바이오제약회사 바소문 세러퓨틱스가 공동 개발 중인

AV-001의 제2상 임상 시험의 안전성이 미국의 '독립 데이터 및 안전 모니터링 위원회(IDSMB)'에게 긍정적인 평가를 받았다고 합니다.

AV-001은 혈관 내피세포에서 발현하는 세포 표면 수용체인 Tie2 수용체를 표적으로 하는 시험용 신약입니다. Tie2와 안지오포에틴의 신호 전달을 활성화하여, 혈관 내피 장벽을 유지하고 **혈관세포의 안정성을 높여 방어 기능을 정상으로 회복시키며, 혈관이 불필요하게 새는 걸 방지함으로써 모세혈관계를 정상화한다**고 합니다.

모세혈관의 기능장애는 코로나바이러스 감염증, 인플루엔자 바이러스 감염증, 세균성 패혈증, 급성 신장질환, 녹내장, 출혈성 쇼크, 패혈증, 뇌졸중, 당뇨병에 동반되는 합병증 등 많은 병에 영향을 끼칩니다. 앞으로 **AV-001이 모세혈관을 강화할 수 있을 것으로 기대**합니다.

6. 대혈관을 건강하게 유지한다

건강한 몸을 유지하는 첫 번째

대혈관은 내막, 중막, 외막 3층으로 이루어져 있다

17세기 영국의 의사 토머스 시드넘의 '사람은 혈관과 더불어 늙는다'는 말처럼 우리 몸의 노화에 가장 큰 영향을 끼치는 것이 혈관입니다.

펌프인 심장이 1회 수축할 때 내보내는 혈액량은 약 60~80cc 전후로, 이 혈액은 초속 약 1.0m의 속도로 대동맥을 향해 기세 좋게 달립니다. 혈액이 말단에 있는 모세혈관에 다다르면 초속 약 1㎜ 전후로 속도가 떨어지면서, 몸속의 여러 장기에 산소와 영양분을 전달합니다. 이 역할을 끝내면 이번에는 정맥이 되어 심장을 향해 돌아갑니다.

이렇게 혈액은 채 1분이 안 되는 시간 동안 몸속을 순환합니다. 대동맥에서 모세혈관에 이르기까지, 다양한 굵기의 혈관이 움직이고 작용해 혈액 속 성분을 운반합니다. 특히 대동맥은 높은 압력을 견디며 심장에서 방출되는 혈액을 온몸으로 운반할 수 있도록 강한 구조로 만들어져 있습니다.

일반적인 동맥처럼 대동맥도 내막, 중막, 외막의 3층 구조이며 안지름이 상당히 큽니다. 흉부대동맥의 안지름은 약 3㎝, 복부대동맥은 약 2㎝이며 경동맥이 약 1㎝ 정도입니다. 크기와 상관없이, 혈액과 접하는 동맥의 내막은 내피세포와 그를 지탱하는 소량의 결합조직으로 이루어져 있습니다.

예전에는 내막(내피세포)의 기능을 잘 알지 못했습니다. 그러나 요즘은 내피세포가 정상적으로 작용하면 혈액이 혈관 내에서 응고되지 않고 혈관 내강[혈관 내부의 공간]의 크기도 유지된다는 점이 알려졌습니다.

중막은 대부분 평활근세포와 탄력섬유로 이루어져 있으며, 평활근이 수축과 확장을 반복해 혈액을 흘려보냅니다. 이를 통해 산소와 영양분이 운반되는 것이죠. 보통은 탄력적이고 유연하지만 노화나 다양한 위험 인자 탓에 두꺼워지고 굳어서 탄력을 잃는 것이 동맥경화입니다.

혈액은 온몸을 약 1분 만에 순환한다

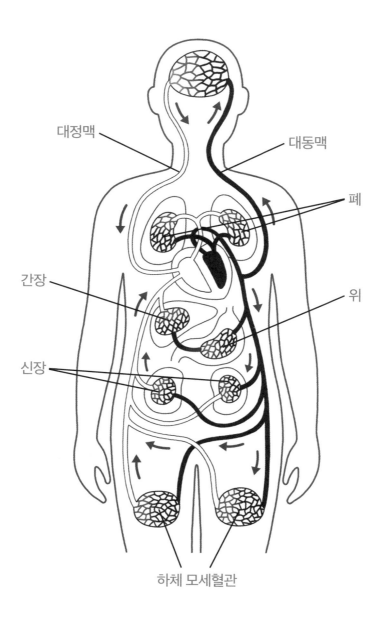

대정맥

대동맥

폐

간장

위

신장

하체 모세혈관

동맥경화를 일으키는 면역 인자를 제거하자

동맥경화는 종류가 여러 가지입니다.

대동맥처럼 비교적 두꺼운 동맥의 내피에 콜레스테롤 등으로 구성된 죽종(아테로마)이 쌓이는 질환이 '죽상동맥경화증'입니다. 내막에 나쁜 콜레스테롤과 칼슘 따위가 축적 및 증식해 튀어나온 것을 플라크plaque[죽종의 일종]라고 합니다.

플라크가 쌓여 혈관이 좁아지면 운동 등을 할 때에 관동맥이 산소를 충분히 운반하지 못해 협심증이 일어납니다.

게다가 급격히 혈압이 오르는 등 뭔가 계기가 있으면 플라크가 파열합니다. 거기에 혈전이 생기면 삽시간에 혈관이 막히고, 심장에 산소와 영양분을 공급하지 못해 심근경색을 일으킵니다.

반면 뇌나 신장 속 비교적 가는 동맥이 동맥경화를 일으키면 '세동맥경화증'이라고 부릅니다. 주로 노화나 고혈압이 원인입니다. 예를 들어, 뇌혈관에서 세동맥경화가 진행되면 뇌혈관이 파열해 뇌출혈을 일으킬 수 있습니다.

그 외에 동맥의 중막에 칼슘이 쌓여 딱딱해지는 '중막 경화(묀케베르그경화증)'라는 동맥경화도 있습니다.

동맥경화는 노화 이외에도 흡연, 고콜레스테롤, 고혈압, 비만, 운동 부족 등 많은 위험 인자가 거듭되면 발병하기 쉽습니다.

건강한 몸을 유지하는 첫 번째 방법은 대혈관을 건강하게 유지하는 것입니다.

7. 대혈관을 강화하는 운동

유산소운동과 무산소운동의 차이

유산소운동은 산소와 함께 혈당과 지방을 사용한다

이 책에서는 대혈관을 건강하게 하는 유산소운동을 '걷기' 중심으로 소개하고 있으나, 그 이외에도 어떤 것이 있는지 간단히 알아보겠습니다.

예를 들어 가벼운 자전거 타기, 수영, 에어로빅, 댄스 등 장시간 꾸준히 할 수 있는 운동이 좋겠지요. 그 외에 각종 구기 운동도 좋습니다.

유산소운동은 비교적 운동 강도가 낮은 운동입니다.

운동의 신체 활동량을 표기하는 단위는 '메츠_{METs}'가 있습니다.

▶ 앉아 있는 상태-1메츠

▶ 서 있는 상태-2메츠

▶ 보통 걷기-3메츠

▶ 빠른 걷기-4메츠

제4장에서 소개할 '싱글벙글 걷기'도 3메츠입니다.

유산소운동의 범위는 대체로 4메츠 정도입니다. 소비 칼로리가 궁금한 사람도 있을지 모르니, 대략적인 계산식을 살펴봅시다.

소비 에너지(kcal) = 메츠 수 × 수행 시간 × 체중 × 1.05

예를 들어 체중 60kg인 사람이 싱글벙글 걷기를 1시간을 했을 때의 소비 칼로리는 3(메츠) × 1(시간) × 60(kg) × 1.05 = 189 kcal가 됩니다.

유산소운동은 중성지방과 체지방을 줄인다

유산소운동과 무산소운동의 차이는 다음과 같습니다.

부하가 비교적 가벼운(운동 강도가 낮은) 운동은 근육을 움직이는 에너지로 혈당이나 지방을 산소와 함께 쓰기 때문에 유산소운동이라고 불립니다. 반면 단거리달리기처럼 단기간에 강한 부하가 걸리는(운동 강도가 높은) 운동은 근육을 움직이는 에너지원으로 산소를 쓰지 않기 때문에 무산소운동이라고 합니다. 운동 중에 호흡을 하는지 아닌지에 따른 구분이 아닙니다.

유산소운동은 지방을 연료로 하기 때문에 혈액 속의 나쁜 LDL 콜레스테롤과 중성지방이나 체지방의 감소를 기대할 수 있으므로, 관상동맥질환이나 고혈압 등에 효과가 있습니다. 또한 운동 그 자체의 효과로서 심폐 기능 개선이나 골다공증 예방도 기대할 수 있습니다.

일반적인 운동이나 스포츠는 무산소운동과 유산소운동이 어느 정도 섞여 있습니다. 예를 들면, 달리기보다는 걷기 쪽이 운동 강도가 낮은 만큼 유산소운동의 비율이 높습니다. 이 차이가 무산소운동 시에 나오는 젖산(피로물질)의 차이 늑 피로감의 차이가 됩니다. 유산소운동을 시작하고 20분이 지난 뒤부터 에너지원이 체지방으로 완전히 바뀌므로 지방을 줄이려고 운동하는 경우는 오랜 시간 지속 가능한 유산소운동의 비율이 높은 종목이 효과적입니다.

8. 대혈관을 강화하는 식품

마늘, 견과류는 전도유망한 항노화 식품

마늘에는 혈압을 내리는 큰 힘이 있다

마늘에 혈압을 내리고 혈관을 젊게 만드는 효과가 있다는 연구가 많습니다. 다만 혈압을 내리는(강압) 효과의 원리가 모두 밝혀진 것은 아닙니다.

마늘에는 항산화 작용을 하는 알리신과 몇 가지 생물활성화합물이 포함돼 있습니다. 이들이 산화 스트레스[체내에 활성산소(유해산소)가 많아져 산화 균형이 무너진 상태]를 떨어뜨리고 혈관 내피 기능을 개선해 혈압을 낮추는 것으로 보입니다.

그 밖에도 마늘에는 체내에서 혈압을 높이는 안지오텐신 전환효소(ACE)를 저해하는 성분도 있어서 상당한 강압 효과를 끌어낼 수 있습니다.

많은 연구에서 고혈압 개선 효과를 보려고 사용한 마늘의 1일 섭취량은 300~1500㎎까지 다양합니다. 대략 300㎎이면 효과를 볼 수 있습니다.

마늘과 혈관 나이의 관계를 검토한 오하이오주립대학교의 가장 유명한 연구 논문에 따르면 건강한 성인이 마늘 분말(갈릭 파우더)을 1일 300㎎씩 2년간 섭취했을 경우, 마늘을 섭취한 그룹이 섭취하지 않은 그룹에 비해 혈관 나이가 확실히 어려졌다고 합니다.

견과류도 혈관 노화에 따른 심근경색 같은 병의 발병률을 낮춘다고 알려져 있습니다.

견과류에는 단일 불포화지방산인 올레산과 다중 불포화지방산인 리놀산이 포함돼 있습니다[불포화지방산 중 탄소 간 이중결합이 하나만 있는 것을 단일 불포화지방산, 2개 이상 있는 것을 다중 불포화지방산이라 함]. 그 때문에 **나쁜 콜레스테롤을 줄이고 착한 콜레스테롤을 늘리는 효과가 있어 혈관을 지켜줍니다.**

대표적인 견과류로는 호두, 아몬드 등이 있습니다. 최근에는 피스타치오도 지질을 개선하고 혈압을 내리는 효과가 있다고 보고되었습니다.

피스타치오에 있는 풍부한 전해질 칼륨이 체내의 여분 나트륨(염분)을 체외로 배출해 고혈압을 예방합니다.

피스타치오는 중앙아시아, 서아시아가 원산지로, 일본에는 19

세기 초에 전해졌습니다. 지금은 술안주나 케이크, 쿠키 등 제과용 재료로 잘 알려져 있습니다. 영양가가 높아 '견과류의 여왕'으로도 불립니다.

새로운 슈퍼푸드 '사차인치' 등장

아주 최근에 알려진 재미있는 견과류로 '사차인치(잉카인치)'가 있습니다. 매스컴도 새로운 슈퍼푸드라고 소개했었습니다.

사차인치는 남아메리카 아마존이 원산지로, **오메가-3, 오메가-6 등의 다중 불포화지방산과 강력한 항산화 작용이 있는 비타민E가 풍부해서 세포 산화를 억제**한다는 점이 슈퍼푸드로 꼽히는 이유 같습니다.

사차인치로 만든 사차인치 오일은 2004년, 2006년 프랑스 농산물 가치평가 기관(AVPA)이 주최하는 파리 국제 식용유 대회(W.E.O, World Edible Oil Fair)에서 금상을 수상했습니다. '인치'는 페루 원주민 말로 '생명'을 의미합니다. 그래서 잉카인치란 '잉카의 생명'이라는 뜻입니다.

영어로 된 의학 논문을 검색할 수 있는 사이트 펌메드_{Pub Med}에서 10건 이상의 의학 논문이 검색되며, 항산화 작용, 항균 작용 등이 증명되고 있습니다. 사차인치는 전도유망한 항노화 식품 같습니다.

단, 사차인치는 두 가지 결점이 있습니다.

① 인기 상품이라 가격이 급등하고 있다.

② 다른 견과류만큼 맛있지 않다.

지금은 '믹스넛츠'라고 하면 땅콩, 아몬드, 호두, 피스타치오를 떠올리지만, 앞으로는 극소량의 사차인치가 포함된 상품도 나오지 않을까요?

마지막으로, 견과류라면 아무리 먹어도 좋다는 뜻은 아닙니다. 특히 칼로리 제한이 필요한 사람은 과식에 주의하십시오.

9. 대혈관을 강화하는 식품 성분

저분자 콜라겐펩타이드, 에쿠올 등

항노화에 큰 효과가 있다

대혈관을 강화하는 데 도움이 되는 식품 성분으로 '저분자 콜라겐펩타이드(콜라겐을 효율적으로 보급할 수 있도록 작은 분자로 이루어진 콜라겐)'를 추천합니다. 콜라겐을 먹으면 피부가 탱탱해진다고 TV나 잡지에서 화제가 되곤 하죠.

그러나 콜라겐을 음식으로 섭취했다고 해서 다음 날 의학적으로 증명될 만큼 변화가 있지는 않습니다. 다음과 같은 이유입니다.

콜라겐이란 진피, 인대, 힘줄, 뼈, 연골 등 몸의 많은 조직을 구성하는 단백질 중 하나입니다. 입으로 섭취한 콜라겐은 체내에 바로 흡수되지 않고 아미노산이라는 물질로 분해돼 체내를 순환합니다. 그 후에 몸의 조직을 구성해 나갑니다.

따라서 콜라겐을 섭취해도 나에게 필요한 부분(예를 들면 무릎이나 피부 등)으로 바로 운반되지 않기 때문에 즉각적인 효과가 있다고 할 수 없습니다.

그러나 최근 어떤 형태의 **콜라겐이 노화 방지에 큰 효과가 있을 가능성이 높다는 연구 결과**가 나왔습니다. 바로 '콜라겐펩타이드'입니다.

저분자 콜라겐펩타이드를 흡수한다

체내에 존재하는 콜라겐 양은 몸 전체의 단백질 중 약 30%를 차지합니다. 우리 몸을 구성하는 단백질은 약 20%입니다. 체중이 50kg인 사람이라면 10kg이 단백질이므로 콜라겐은 약 3kg이라는 계산이 나옵니다. 상당한 양입니다.

그런데 동물성 콜라겐은 분자량이 약 30만이나 되는 큰 물질이라 그대로 식사로 섭취하면 충분히 흡수할 수 없습니다.

그럼 어떻게 흡수될까요? 예를 들어 콜라겐이 다량 함유되어 있는 소힘줄에 열을 가해 조리하면 젤라틴이라는 물질(분자량 약 10만)이 생기고, 그것이 체내의 위나 장에서 소화되며, 아미노산 형태로 소장에서 흡수됩니다.

아미노산이 2~3개씩 붙어 있는 분자량 약 1,000개 정도인 물질을 '저분자 콜라겐펩타이드'라고 부릅니다. 현재는 효소 분해 반응으로 저분자 콜라겐펩타이드를 대량생산해 식용으로도 제공하고 있습니다.

저분자 콜라겐펩타이드는 젤리처럼 굳어지는 성질인 '겔화능'이 없으므로 식혀도 굳지 않습니다. 음료나 수프 등에 녹여서 대량 섭취할 수 있으며 체내 흡수도 쉽습니다.

최근에는 세포를 사용한 기초 연구뿐 아니라 실제로 무릎관절통을 앓는 환자가 저분자 콜라겐펩타이드를 먹고 '관절통이 완화되었다'는 연구 성과도 나왔습니다.

제가 일본 농예화학회 학술지에 발표한 연구 중 하나도 저분자 콜라겐펩타이드가 혈관 나이를 기존보다 5세 낮췄음을 확인해 항노화 작용이 있다는 것을 증명했습니다(《생명과학, 생명공학, 생화학Bioscience, Biotechnology, and Biochemistry》, 2018년 5월).

에쿠올을 만들 수 있는 사람은 혈관 나이가 젊다

다음으로 소개할 것은 '에쿠올equol'입니다.

'대두 이소플라본'이라는 이름을 들어본 적이 있는 사람도 있겠지요. 콩과 작물에서 추출되는 성분인데 대두에 특히 많습니다. 식물성 에스트로겐으로도 알려져 있죠. 이소플라본이 장내세균에 의해 대사되며 생성되는 에쿠올의 존재가 최근 밝혀졌습

🐾 콜라겐이 체내에 흡수되기까지

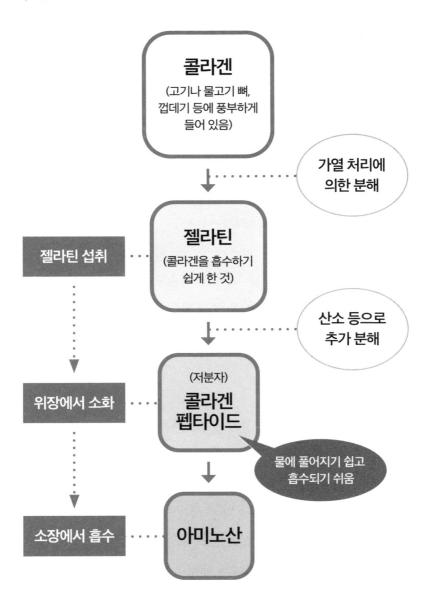

콜라겐
(고기나 물고기 뼈,
껍데기 등에 풍부하게
들어 있음)

가열 처리에
의한 분해

젤라틴
(콜라겐을 흡수하기
쉽게 한 것)

젤라틴 섭취

산소 등으로
추가 분해

(저분자)
**콜라겐
펩타이드**

위장에서 소화

물에 풀어지기 쉽고
흡수되기 쉬움

아미노산

소장에서 흡수

니다.

에쿠올은 체내에서 에스트로겐에 가까운 작용을 하며, 동맥경화를 예방하는 효과가 이소플라본보다도 강해 '슈퍼 이소플라본'으로도 불립니다.

그러나 누구나 에쿠올을 만들 수 있는 것은 아닙니다. 에쿠올을 만들 수 있는 장내세균은 개인차가 커서, 체질적으로 에쿠올을 생성할 수 없는 사람도 있습니다. 이소플라본을 섭취한 사람 중 약 40%만이 에쿠올을 만들었습니다.

우리 센터는 150명(남성 61명, 여성 91명, 평균연령 69세)을 대상으로 에쿠올을 만들 수 있는지 없는지를 조사했습니다. 그 결과 60명(약 40%)만 에쿠올을 만들 수 있었습니다.

이들을 검사하니 에쿠올을 생성할 수 있는 사람은 그렇지 않은 사람에 비해 혈관 나이가 젊은 경향이 있었습니다.

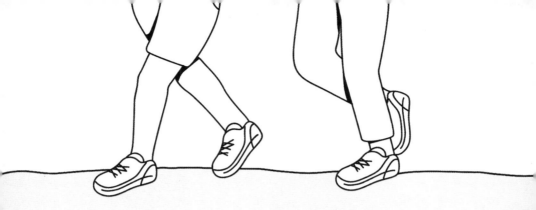

제 4 장

[이렇게 걷자!]

1. 걷기 좋은 시간대는 언제인가?

아침 vs 저녁, 식전 vs 식후

체온이 높은 저녁에 걸으면 운동 효과가 크다

우선, 걷기는 안 하는 것보다 하는 편이 당연히 좋습니다.

그럼 언제 걷는 게 좋을까요? 김현기 씨의 연구에 의하면 아침보다는 체온이 높은 저녁에 걸을 때 효과가 크다고 합니다.

이 연구에서는 적당한 운동(최대 산소 섭취량의 60%인 운동)을 9~11시 사이에 하는 그룹과 16~18시 사이에 하는 그룹의 연속 혈당치를 비교하여, 다음 페이지 표처럼 저녁에 걷는 그룹의 1일 혈당치가 낮다는 결과를 얻었습니다(〈내분비학 프런티어Frontiers in Endocrinology (Lausanne)〉, 2022년).

또한 이 연구는 관상동맥질환의 위험 인자 중 하나인 중성지방과 착한 콜레스테롤의 비율도 조사했습니다. 이 비율 역시도

저녁에 운동하는 그룹이 낮았습니다.

그 원리를 알아봅시다. 중성지방 수치가 높아지면 지방을 분해하는 소화효소인 리파아제 등이 활성화되지 못합니다. 그러면 소장에서 흡수된 중성지방을 간으로 운반하는 킬로미크론을 분해할 수 없어 착한 콜레스테롤을 만들기 어려운 상태가 됩니다.

착한 콜레스테롤이 감소하면 나쁜 콜레스테롤이 늘어나 동맥경화가 진행됩니다.

결과적으로 '아침 걷기 vs 저녁 걷기'라면 저녁이 좋습니다.

🦶 저녁에 걷는 그룹의 하루 혈당치가 낮다

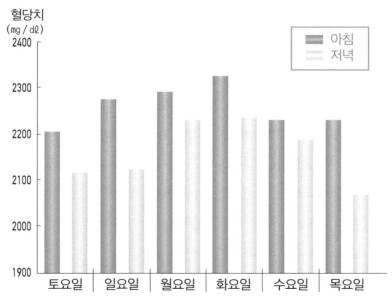

출처) 〈내분비학 프런티어〉, 2022년

고령자는 식전에 혈전이 생기기 쉽고 식후에는 넘어지기 쉽다

다음은 '식전 vs 식후'를 알아봅시다. 이는 개인의 몸 상태에 따라 맞는 시간을 선택하면 됩니다.

식후 운동이 적합한 타입은 당뇨병 혹은 당뇨병 예비군인 사람입니다. 특히 하루 중 혈당 수치가 가장 오르기 쉬운 아침 식사 후에 운동하면 '식후 고혈당'을 개선할 수 있습니다.

예를 들면, 아침 식사 후 출근하거나 학교에 가면서 30분~1시간 정도 걸으면 좋습니다. 재택근무나 가사를 주로 하는 사람은 식사 후 뒷정리, 청소, 세탁 등을 하며 몸을 움직이면 좋습니다.

식전 운동이 적합한 타입은 당뇨병 걱정이 없는 건강한 사람으로, 지방을 줄이는 다이어트가 목적일 때 추천합니다. 식전 공복 상태에서 운동을 하면 지방을 사용하기 때문입니다.

반면, 식후에는 혈당 수치가 높습니다. 이 상태에서 운동하면 포도당(글루코스)에서 에너지를 얻기 때문에 지방을 줄이는 효과는 적습니다.

다만 고령자라면 이른 아침에는 자율신경이 균형을 이루지 못해 혈당이 불안정해지거나 혈액이 쉽게 굳어 혈전이 생길 수 있으니, 식전 운동을 할 때에는 유의하여 주십시오.

한편, 식후에는 소화하려고 위장으로 가는 혈류가 늘어, 식후에 운동을 하면 '식후 저혈압'이 되기 쉽고 종종 넘어지거나 의식을 잃기도 합니다(제5장에서 자세히 기술하겠습니다).

그러므로 **고령자가 아침 걷기를 시도할 때는, 아침 식사 전이라면 '기상 후 1시간 정도' 지나서, 아침 식사 후라면 '식후 1시간 정도' 지나서 하는 것이 무난합니다.**

저녁에 걷고자 한다면 저녁 식사 전에는 문제없습니다. 식후라면 식후 저혈압 상태를 예방하기 위해 저녁을 먹고 1시간 정도 지난 후에 걸읍시다.

이처럼 '시간'을 고려해서 식사와 운동을 계획하는 방법을 '시간대사학'이라고 합니다.

2. 우선은 걸어보자

먼저 '싱글벙글 걷기'부터 시작하자

보폭은 '키-100㎝' 정도로

어떤 방법으로든 일단 걸으면 좋을 거라고 생각하는 분도 있겠지만, 잘못된 방법으로 걸으면 오히려 다리와 허리에 필요 이상의 부담을 주어 오래 걸을 수 없게 됩니다. 반면 바르게 걸으면 기분이 상쾌합니다. 그래서 저는 '싱글벙글 걷기'를 제안하고 싶습니다.

▶ 싱글벙글 걷기를 해보자

① 어깨 힘을 빼고, 등을 펴고, 가슴도 폅니다.
② 턱을 가볍게 당기고 시선은 멀리 봅니다.

③ 팔꿈치를 가볍게 구부리고 앞뒤로 천천히 크게 흔듭니다.

④ 허리는 상하, 전후, 좌우로 흔들리지 않도록 높이를 일정하게 유지합니다.

⑤ 발바닥 전체를 땅에 붙이고, 무릎을 펴서 발끝으로 땅바닥을 차듯이 걸은 뒤 발꿈치부터 내립니다.

보폭은 가능한 한 넓게 잡는 게 좋지만, 너무 무리해서 넓게 벌려도 자세가 흐트러집니다. 대략적인 목표는 '키−100㎝' 정도면 됩니다. 하루 한 번 30분 이상, 주 3일 이상을 목표로 계속합시다.

중요한 포인트는 **숨이 차도 싱글벙글하면서 즐겁게 걷는 것**입니다. 뭐든 너무 예민하게 생각할 필요는 없습니다. 나에게 맞는 방법으로 오래 하는 것이 가장 중요합니다.

싱글벙글 걷기

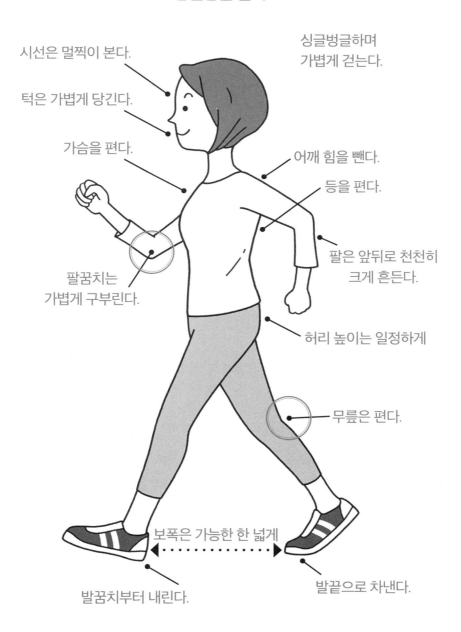

시선은 멀찍이 본다.

턱은 가볍게 당긴다.

가슴을 편다.

팔꿈치는
가볍게 구부린다.

싱글벙글하며
가볍게 걷는다.

어깨 힘을 뺀다.

등을 편다.

팔은 앞뒤로 천천히
크게 흔든다.

허리 높이는 일정하게

무릎은 편다.

보폭은 가능한 한 넓게

발꿈치부터 내린다.

발끝으로 차낸다.

3. 걷기 실천: 초급편

싱글벙글 걷기를 매일 하자

싱글벙글 걷기는 최대 산소 섭취량의 50%

제가 제창하는 싱글벙글 걷기는 과학적으로는 최대 산소 섭취량을 기준으로 합니다.

최대 산소 섭취량은 직접법과 간접법, 두 가지 방법으로 측정할 수 있습니다.

직접법은 자전거 에르고미터(자전거 페달을 밟으며 운동하는 기구)나 러닝머신(벨트 위를 걷거나 달리는 운동 기구) 등을 사용해 최대 힘으로 운동할 때 나오는 날숨 가스를 수집하고, 이를 분석하여 1분간 체내로 받아들이는 최대 산소 섭취량(VO_2max)을 산출합니다.

30세 남성의 평균치는 체중 1kg당 40㎖/kg/분 정도입니다. 물론 프로 장거리 운동선수들은 90㎖/kg/분까지도 가능합니다.

간접법은 심박수나 운동 부하 등을 통해 최대 산소 섭취량을 간단히 추정합니다. **싱글벙글 걷기는 심박수나 혈압이 위험할 정도로 상승하지 않고, 피로물질인 젖산도 거의 축적하지 않는 운동 강도**입니다.

이를 간접법으로 평가하면 최대 산소 섭취량의 50%에 해당하는 강도입니다.

싱글벙글 걷기의 운동 속도 계산식은 심박수(맥박 수)로 추정할 수 있으며, '138−(나이÷2)= 회/분'입니다.

예를 들어 50세인 사람은 '138−(50÷2)=113회/분'입니다. 대략적으로 정리하면 싱글벙글 걷기는 **숨은 차도 대화는 가능한 정도**라고 할 수 있습니다. 심박수(맥박 수)는 개인차가 있으니 그다지 신경 쓸 필요는 없습니다. 꼭 시험해 보십시오.

다만, 싱글벙글 걷기를 습관화하더라도 걷기를 그만두면 곧 예전 상태로 되돌아간다는 데이터가 있습니다. 결국 지속이 힘입니다.

4. 걷기 실천: 중급편

다양한 걷기 방법

따라 하기 쉬운 두 가지 걷기법을 설명해 보겠습니다.

과학적 근거에 따른 '인터벌 속보'

'인터벌 속보'는 신슈대학교의 노세 히로시 교수가 과학적 근거를 바탕으로 제안한 걷기 방법입니다.

▶ **인터벌 속보를 해보자**

① 시선은 비스듬히 약 25m 앞을 보고 등은 폅니다.

② 팔꿈치는 90도로 구부리고 앞뒤로 크게 흔듭니다.

③ 발끝은 올리고 발꿈치부터 내딛습니다. 차는 쪽 발은 발가락으

로 지면을 누르듯 대담하게 걷습니다.

3분간 '숨이 찰 정도의 속보(빨리 걷기)'와 3분간 '천천히 걷기'가 1세트로, 1일 5세트(30분) 이상, 주 4일 이상이 목표입니다.

인터벌 속보의 기본

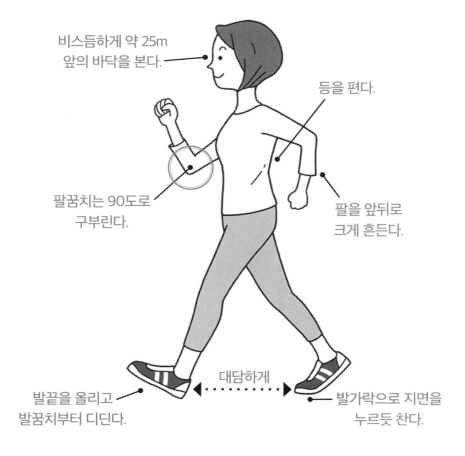

비스듬하게 약 25m 앞의 바닥을 본다.

등을 편다.

팔꿈치는 90도로 구부린다.

팔을 앞뒤로 크게 흔든다.

발끝을 올리고 발꿈치부터 디딘다.

대담하게

발가락으로 지면을 누르듯 찬다.

조금 빠른 '파워 워킹'

'파워 워킹'은 심장 이식 수술을 경험한 독일의 전 경보 선수 하르트비히 가우더가 고안한 걷기 방법입니다. 심박수를 기준으로 하는데 기본적인 걷기보다 역동적으로 팔을 움직이며 살짝 빠른 속도로 걷습니다.

파워워킹은 '220-나이'로 구한 **최대 심박수의 60~75%를 유지하며 걷습니다.**

예를 들어, 50세라면 최대 심박수는 220-50=170이므로, '170×0.6=102회/분'~'170×0.75=127.5회/분'입니다. 1일 1회 30분 이상, 주 3일 이상을 목표로 계속합시다.

50세의 싱글벙글 걷기 운동의 속도가 113회/분(149쪽 참조)이므로, 싱글벙글 걷기의 강도는 파워 워킹의 중간 정도입니다. 앞에서 말한 대로 싱글벙글 걷기는 '숨은 차지만 대화는 가능한 정도'가 포인트이니 심박수(맥박 수)에 구애될 필요는 없습니다.

5. 걷기 실천: 고급편

'시 외우며 걷기'로 인지 기능을 유지한다

인간이 인간다울 수 있는 것은 '전전두엽' 덕분

저는 인지 기능을 유지하려면 무언가를 하면서 걷는 게 좋다고 생각합니다. 이는 '듀얼 태스크'라는 방법으로, 인지 기능 유지에 좋습니다.

제가 사는 에히메현 마츠야마시는 마사오카 시키, 나카무라 쿠사타오 등 유명한 하이쿠 시인을 배출한 '하이쿠 마을'입니다.

하이쿠는 '5, 7, 5' 형식에 맞춰 계절어季語를 포함하는 짧은 문장으로 깊은 세계를 표현하는 일본의 정형시입니다.

와카야마시에서 행한 연구에 따르면, 하이쿠를 읊는 작업은 하이쿠를 묵독하거나 간단한 계산보다 뇌의 전전두엽 혈행을 촉진합니다.

전두엽은 뇌의 앞쪽에 위치하며, 정보를 짧은 시간 동안만 보관하고 처리하는 능력인 '작업 기억(워킹 메모리)'에 관여합니다.

특히 인간은 생각과 행동을 통제하는 전두엽의 전전두엽이라는 장소가 상당히 발달되어 있기 때문에 '인간다울' 수 있다고 합니다.

하이쿠나 시를 읊어 전전두엽이 활성화되면 머리 회전이 좋아지고 일상생활 모두에 긍정적인 영향을 미칩니다.

걷기와 시 외우기의 일석이조 효과

제1장에서도 소개했습니다만, 미국의 임상 연구에서 주 3회 걷는 사람은 뇌의 기억 중추인 해마의 부피가 2% 이상 증가했고, 기억력 개선도 보였습니다(〈미국 국립과학원 회보〉, 2011년).

또 다른 연구에서는 주 3회 걸으면 인지 기능이 나빠질 위험성이 33%나 낮아졌다고 합니다.

그래서 걷기와 하이쿠를 동시에 하여 인지 기능을 개선하려는 운동이 '하이쿠 워킹'입니다.

저는 이전에 마츠야마시에서 15~55세 남녀 12명(성비 불명)에게 시내의 하이쿠 시비를 돌며 '안티에이징 하이쿠 워킹'을 실천하도록 해서 상당한 호평을 얻었습니다.

하이쿠가 아니더라도 정형시나 좋아하는 짧은 시를 소리 내어 외우면서 걸으면 전전두엽은 활성화됩니다.

여러분도 걸으며 한 구절 어떠십니까?

👣 전전두엽이 활성화되면 머리 회전이 좋아진다

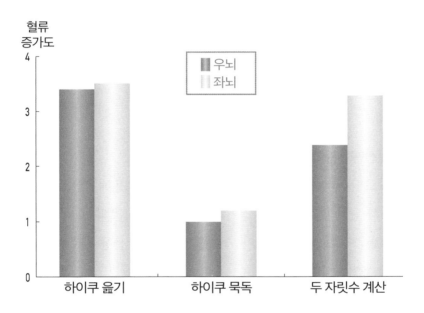

주) 세로선은 하이쿠 묵독(우뇌)을 1로 삼았을 때, 다른 활동의 혈류 증가를 표시한다.

6. 넘어짐에 신경 쓰자

고령자에게도 안전한 '노르딕 워킹'

전신 90%의 근육을 의식적으로 사용한다

'노르딕 워킹'이란 2개의 전용 스틱(폴)을 사용해 전신에 있는 90%의 근육을 움직이는 걷기 운동입니다. '노르딕 스키'라고도 불리는 '크로스컨트리 스키' 선수들이 개발한 운동이라 이런 이름이 붙었습니다.

스틱을 사용하므로 무릎이나 허리에 부담이 줄고 넘어질 위험도 적어서 고령자에게 추천합니다.

스틱은 스포츠용품점에서 살 수 있습니다. 스틱 길이는 스틱을 잡고 지면에 세웠을 때, 손목이 배꼽 높이로 올라올 정도면 좋습니다.

이런 스틱을 이용한 걷기 방법은 여러 가지가 있습니다만, 일반적으로는 다음 방법을 추천합니다. 또한 스틱을 놓치지 않도록 꼭 스트랩을 장착합시다.

▶ **노르딕 워킹을 해보자**

① 손잡이를 쥐지 않고, 팔은 축 늘어뜨려 스틱을 질질 끌면서 걷습니다.

② 팔은 팔꿈치는 편 채 자연스럽게 흔듭니다. 앞으로 나간 팔이 내려올 때, 스틱을 뒤로 누르듯이 몸 앞으로 밀어냅니다.

고령화 시대에 중요한 건강 수명을 늘리기 위해 이 노르딕 워킹이 많이 알려졌으면 합니다.

노르딕 워킹

1

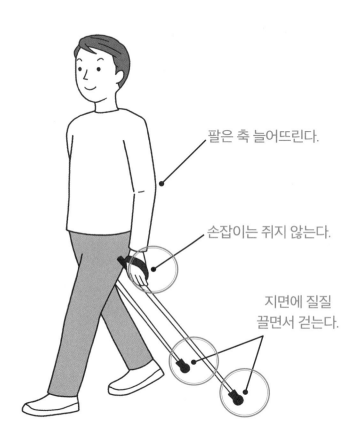

팔은 축 늘어뜨린다.

손잡이는 쥐지 않는다.

지면에 질질
끌면서 걷는다.

②

팔이 내려올 때 스틱을
뒤로 누르듯이 한다.

팔은 팔꿈치는 편 채
자연스럽게 흔든다.

손에서 놓치지 않도록
스트랩을 장착한다.

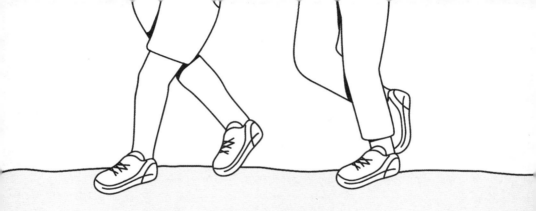

제 5 장

[백 살까지 내 발로]
걷는 습관

1. 걷기 전에 자세를 확인한다

구부정해지면 하나도 좋을 게 없다

구부정한 자세는 요통이나 무릎 통증을 부른다

걷기 전에 먼저 거울이나 스마트폰으로 사진을 찍어 내 자세를 살펴봅시다.

혹시 몸을 앞으로 구부려 구부정하게 걷고 있다면, 모처럼 열심히 걸어도 의미가 없습니다. 그 자세 그대로라면 머리나 허리에 부담이 가서 목 결림이나 요통이 생기고 마지막에는 무릎까지 아파서 걷기 어려워질 수 있습니다.

반대로 허리를 너무 젖힌 채 걸으면 허리를 지탱하는 복근을 사용하지 않으므로, 쉽게 피곤해지고 허리에 부담이 가서 요통이 오기 쉬워집니다.

벽에 등과 머리를 붙이고 똑바로 섰을 때 허리에 주먹 1개 분

량의 간격이 생기는 것이 이상적입니다.

최근에는 비교적 적어졌습니다만, 어린 시절에는 고령의 여성이 구부정하게 걷는 모습을 자주 볼 수 있었습니다. 학교 선생님께 그 이유를 물으니 "저 할머니의 허리가 굽은 것은 열심히 밭일을 했기 때문이란다" 하고 설명하셨습니다.

열심히 일했다는 걸 부정하는 것은 아닙니다.

그러나 이렇게 허리가 굽는 여성 대다수는 '노인성 척추후만증(나이가 들면서 허리가 굽어 등이 많이 튀어나온 상태)'입니다. 폐경후 골다공증이 생기면서 작은 충격으로도 척추에 압박골절[압박을 받은 쪽으로 네모난 척추체가 골절되어 쐐기모양으로 변형되는 골절]이 나타나 크게 굽은 것입니다.

'곱사등'이라고도 불리며 통증을 동반하는 일도 있습니다. 너무 심하면 삼킴장애나 호흡곤란이 나타나 죽음에 이를 가능성도 있습니다.

구부정해지면 등 근육을 단련하자

고령자 척추후만증 연구로 유명한 아키타대학교 정형외과 미야코시 나오히사 교수의 강연을 들을 기회가 있었습니다. 미야코시 교수의 연구에 따르면, 고령자에게 척추후만증이 생기는 원인에는 골다공증성 척추(흉골) 압박골절에 더해 등 근육의 저하도 있다고 합니다. 이를 예방하려면 바른 운동 요법을 시행해 등 근육을 유지 및 강화해야 합니다.

등의 근력이 떨어져 척추 휘어짐이 심해지면 척추체[척추뼈의 앞쪽에서 몸무게를 지탱하는 부분] 앞쪽에 부담이 집중되면서 골절이 쉽게 발생합니다.

그래서 적당한 등 운동으로 척추 휘어짐을 막으면 척추 압박 골절도 예방됩니다.

그럼, 등 근육을 강화하는 방법을 소개하겠습니다.

4개월 정도 노력하면 등 근육이 확실히 강화

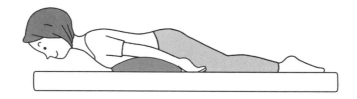

이 그림처럼 엎드린 자세로 배 아래에 베개를 받치고, 몸통을 들어 올려 5초간 유지하는 동작(등척성 배근운동[관절을 움직이지 않고 근육에 힘을 준 상태로 몇 초간 긴장을 유지하는 운동]이라고 합니다)을 1일 10회, 주 5회 합니다.

미야코시 교수의 연구에 따르면 **4개월 정도 노력하면 등의 근**

력이 확실히 늘어 삶의 질도 개선된다고 합니다.

여러분도 걷기 전에 자세를 확인하고, 만약 앞으로 기울어져
있다면 무리 없는 범위에서 등 근육을 단련합시다.

2. 걷기 전 혈압을 확인한다

정기적으로 혈압을 측정한다

혈압약을 먹지 않으면 기상 시에만 확인해도 충분하다

걷기는 운동 중에서도 위험성이 비교적 낮은 운동입니다. 그러나 평소 운동을 거의 하지 않는 사람이 걷기를 시작하려면 순환계 문제가 없는지를 한번 확인하는 게 좋습니다.

확실히 하려면 체력 측정 및 운동부하 검사를 받고, 운동 중의 혈압이나 심박수, 심전도 등 순환계를 흐르는 혈액의 상태 변화를 파악합니다. 다만, 이 책에서 소개하는 '걷기'만 할 때는 그렇게까지 엄밀하게 측정할 필요는 없고, 집에서 혈압을 측정하는 정도로 괜찮습니다.

일본고혈압학회는 집에서는 아침에 일어났을 때와 잠들기 직전에 측정하는 것을 추천합니다. 저는 혈압약을 먹지 않는 사람이 걷기 전에 혈압을 확인하는 용도라면 아침에만 확인해도 충분하다고 생각합니다.

아침에 일어나서 1시간 이내에 화장실을 다녀온 뒤, 식사 전에 2회 측정합니다. 2회의 평균이 최고혈압(수축기 혈압) 140mmHg 미만, 최저혈압(이완기 혈압) 90mmHg 이하라면 문제없습니다.

하나라도 넘으면 안 된다는 뜻은 아니지만, 특히 **최고혈압이 140mmHg 이상인 사람은 정기적으로 혈압을 측정**합시다.

고혈압증은 보행 시 균형 능력에도 영향을 준다

미국심장병학회가 발행하는 〈미국 심장병학 저널The American Journal of Cardiology〉(2003년 3월)에 고혈압 환자는 균형 능력이 크게 저하된다는 보고가 있었습니다. 이스라엘 텔아비브대학교에서 이루어진 연구는 평균연령 78세의 고혈압 환자 12명(남성 4명, 여성 8명) 그룹과 역시 평균연령 78세인 정상혈압 12명(남성 5명, 여성 7명) 그룹의 균형 능력을 테스트했습니다.

몸이 기울거나 넘어지려는 때에 반사적으로 몸에 힘을 넣거나 손발을 내밀어서 넘어지지 않도록 하는 기능인 '자세 반사'를 보는 '당기기 평가'나 보행 속도와 의자에서 일어서기, 방향 전환 기능을 평가하는 '일어나 걸어가기 검사' 등을 시행해 보니, 고혈압 환자는 정상혈압인 사람보다도 결과치가 나빴습니다.

즉, **고령자에게 고혈압증은 심혈관질환으로 연결될 뿐 아니라, 생활의 질과 자립에 매우 중요한 균형 능력이나 넘어지는 사고에 영향**을 미칩니다.

여러분도 걷기 전 혈압과 걷고 난 뒤 혈압을 측정하는 습관을 들여둡시다. 내 혈압의 평균치를 알 수 있습니다.

3. 걸을 때는 햇빛을 받는다

비타민D 활성화로 골다공증을 예방한다

유일하게 사람의 체내에서 만들 수 있는 비타민D

골다공증을 예방하려면 식품으로 비타민D를 적절히 섭취해야 합니다.

비타민D가 풍부한 식품에는 버섯류와 등 푸른 생선류가 있습니다. 특히 햇빛에 건조한 버섯에는 비타민D의 전구체(어떤 물질이 생성되기 전 단계에 있는 물질)인 에르고스테롤이 많은데, 이 물질은 자외선 작용에 의해 비타민D로 바뀝니다.

등 푸른 생선에는 비타민D뿐 아니라 오메가-3 지방산인 에이코사펜타엔산(EPA) 성분도 많으므로 동맥경화도 예방됩니다. 일거양득이죠.

많은 비타민 중에서도 비타민D는 유일하게 사람의 체내에서 만들 수 있는 비타민입니다. 비타민D의 원료로는 콜레스테롤이 사용됩니다.

햇빛, 특히 **피부에 자외선을 받아야 '활성화 비타민D'가 생성되고, 식사로 섭취한 칼슘을 창자에서 흡수해서 뼈를 강화**하는 데에 도움이 됩니다.

그외에도 비타민D는 근육 강화, 넘어짐 예방, 면역 기능 강화 효과가 있습니다.

매일 20분씩 자외선을 쬐자

예전에는 '직접 햇빛을 받지 않고 창문을 통해 쬐어도 괜찮아요' 하고 설명했지만, 최근에는 조금 바뀌었습니다.

자외선은 피부에 노화를 일으키는 큰 적이기 때문에, 차나 집의 유리창은 보통 자외선을 차단하는 제품을 씁니다.

그래서 뼈를 강화하려면 나무 그늘이어도 좋으니 실외로 나가야 합니다. 언제 나가야 하느냐는 자외선 강도에 따라 좌우되므로 일률적으로 말할 수는 없습니다. 대략 **낮 시간대에 20분 정도 그늘에 있으면 지면이나 건물에서 반사된 자외선을 받으므로 효과를 얻을 수 있습니다.**

이처럼 몸에서 필요로 하는 비타민D는 식사와 자외선을 통해 만드는 것이 바람직합니다. 물론 상황에 따라 약이나 영양제로 먹을 수도 있습니다.

　단, 비타민D는 지용성비타민이라 몸에 축적되기 쉽고, 수용성비타민과 달리 소변으로 배출되지 않으므로 과다 섭취하지 않도록 충분히 주의해야 합니다.

4. 걸을 때는 영양제를 잘 챙긴다

기대되는 영양제가 속속 등장

NMN은 노화를 늦추는 데 유효하다

2020년 영국 잡지 〈네이처 리뷰 드럭 디스커버리Nature Reviews Drug Discovery〉에 항노화 효과가 있을 것으로 추정되는 새로운 신약 후보 물질 '니코틴아마이드 모노뉴클레오타이드(NMN)'가 소개되었습니다. 이 물질은 걷는 데에도 중요한 에너지를 제공합니다.

NMN은 모든 생물의 세포에 존재하고 있으며, 에너지 대사의 필수 분자인 '니코틴아마이드 아데닌 다이뉴클레오타이드(NAD$^+$)'를 늘리는 데 필요한 물질입니다.

NMN은 체내 에너지 생성에 필수적인 비타민B$_3$(나이아신)가 전환된 형태 중 하나입니다.

NAD$^+$는 음식물로 섭취된 비타민B$_3$에서 합성되거나 아미노산 중 하나인 트립토판에서 합성됩니다. NMN는 그 생성 과정에 있는 중간물질입니다.

특히 NAD$^+$의 활성화 수준과 트립토판에서 생산된 비타민B$_3$를 이용하는 순환 경로가 우리 포유류의 NAD$^+$ 레벨 유지에 상당히 중요하다고 합니다.

만일 비타민B$_3$를 적극적으로 섭취해도 NMN으로 변환하는 효소가 적으면 세포 내의 NAD$^+$ 상승으로는 이어지지 않습니다. 또 NAD$^+$는 분자 크기가 크고 세포막을 통과할 수 없으니 직접 섭취하지 못합니다. 그러니 영양제로 NMN을 섭취하는 것이 노화 억제에 유효할 것으로 보입니다.

🦶 항노화 효과가 높은 후보 물질

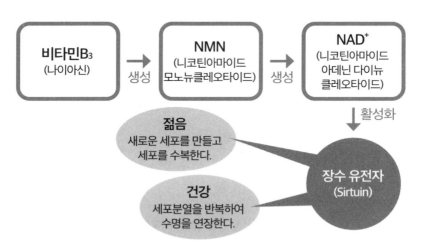

NMN은 에이징 케어의 열쇠

미국 워싱턴대학교는 폐경기가 지난 고령 여성이자 당뇨병 예비군 25명을 무작위로 나눠 한 그룹은 NMN(진짜 약) 250㎎을 10시간 내복하고 다른 그룹은 플라시보(가짜 약) 250㎎을 10시간 내복하게 하는 랜덤화 비교 시험(RCT)을 진행했습니다(〈사이언스Science〉, 2021년 4월 22일).

결과의 개요를 정리하면 다음과 같습니다.

	평균연령	평균체중	평균BMI
진짜 약 그룹	62세	89㎏	33.7㎏/(키)㎡
가짜 약 그룹	61세	87㎏	33.4㎏/(키)㎡

10주가 지나자 진짜 약 그룹은 인슐린 저항성, 즉 혈당치를 조절하는 기능이 개선되었습니다.

이외에도 **NMN은 NAD+의 양을 늘리고 장수 유전자Sirtuin를 활성화하는 스위치**임이 판명되었습니다. 이 때문에 **젊고 건강한 몸과 컨디션 유지라는 '에이징 케어의 열쇠'로 주목**받고 있습니다.

NMN은 음식으로도 섭취할 수 있지만, NMN을 100㎎ 섭취하려면 아보카도로 약 60㎏, 브로콜리로 약 40㎏, 오이로 약 15

kg, 풋콩으로 5kg 이상을 먹어야 합니다. 일반적으로는 도저히 먹을 수 없는 양이니 앞으로도 영양제에 주목해야 할 것 같습니다.

그럼 걷기 운동은 어떤 도움이 될까요? 앞서 소개한 싱글벙글 걷기를 1일 20~30분 하면 골격근이나 혈액 속의 NMN의 생산량이 늘어난다고 합니다.

그러므로 싱글벙글 걷기를 합시다. 맥박 수를 기준으로 말하자면, 60세인 사람은 대략 110~100회/분 정도의 쉽고 편한 운동이니까요.

앞으로가 기대되는 5-ALA

그 외에 주목받는 물질로 오메가-3 지방산의 한 종류인 '알파리놀렌산(ALA)'이 있습니다. ALA 중에서도 '5-아미노레불린산(5-ALA)'은 단백질을 만들지 않는 천연 아미노산으로, '유리아미노산'이라고도 불립니다. **5-ALA는 세포나 혈액 속에서 에너지를 만드는 미토콘드리아의 생산력을 높이고, 노화를 방지하는 작용**이 있습니다.

5-ALA의 약 90%가 체내에서 생산되며, 그 양은 하루에 1.6~3.7mg 정도입니다. 20세 전후에 가장 많이 생산되고 나이가 들면 감소합니다. 남은 10%는 음식 등으로 섭취할 수 있습

니다.

5-ALA의 저하는 나이를 먹는 것뿐만 아니라 스트레스, 흡연, 수면 부족 등의 생활 습관과도 관계가 있습니다. 음식으로 얻을 수 있는 5-ALA는 1일 2㎎이며, 문어, 오징어, 바나나, 피망, 시금치 등에 많고, 발효식품에도 다수 함유되어 있습니다.

그러나 이 아미노산은 모처럼 섭취해도 대부분 소변으로 배출되어 버립니다. 만약 음식만으로 필요량을 채우려면 시금치는 1일 12㎏을 먹고 와인은 1일 1L를 마셔야 합니다.

또한 5-ALA는 발모에 도움이 된다는 연구도 있습니다. 탈모의 원인은 모발을 만드는 줄기세포인 미토콘드리아가 약해져서 젊을 때만큼 에너지를 만들 수 없기 때문입니다.

5-ALA은 1990년대 후반에 처음 주목받았습니다. 아직 연구 역사는 짧지만 앞으로 새롭게 밝혀질 것들을 기대합니다.

5. 걸을 때는 콜라겐을 먹는다

전신의 젊음을 유지하는 단백질

무릎관절통 개선에는 영양 보충이 꼭 필요

걷는 데는 하체 근육은 물론이고 몸통 근육이나 무릎관절 등도 중요하다는 것은 더 말할 나위가 없습니다. 그런데 고령이 되면 많은 사람이 요통이나 무릎관절통을 겪습니다.

요통이나 무릎관절통을 치료하지 않으면 점점 걸을 기회가 줄고, 발목 근육이 약해져 결국 자리보전하게 됩니다. 그렇게 돌봄이 필요하게 된 상태를 '로코모티브 신드롬(운동 기능 저하 증후군)'이라고 부릅니다.

무릎관절통의 원인은 다양합니다. 연골이나 근육의 힘이 떨어지거나 골다공증같이 뼈 자체가 약해졌을 수도 있습니다.

이를 개선하는 방법으로 운동요법이나 약물요법이 있고, 영양

보충도 빠질 수 없습니다.

매일 제대로 식사하는 것이 기본이지만 플러스알파를 원하는 사람에게는 콜라겐을 추천합니다. 무릎관절통에 좋은 영양분으로는 글루코사민이 잘 알려져 있으나, **제가 콜라겐을 추천하는 이유는 콜라겐이 뼈나 혈관, 피부, 머리카락 등 몸의 모든 조직에서 젊음을 유지하는 데 도움이 되는 단백질**이기 때문입니다.

무릎 연골을 만드는 저분자 콜라겐펩타이드

콜라겐은 음식으로 섭취할 수도 있지만 제3장에서 간단히 언급했듯이, 삼중 나선 구조를 한 섬유상단백질[분자 모양이 실같이 가느다란 단백질들의 총칭. 물이나 다른 용매에 잘 녹지 않음]인 콜라겐은 분자량이 30만이나 되는 상당히 큰 물질이라 그대로 먹으면 소화·흡수가 잘 안 됩니다.

그래서 쇠힘줄찜, 족발 요리처럼 열을 가해 삼중 나선 구조를 푼, 분자량 10만의 '젤라틴' 형태로 섭취합니다.

그러나 노화와 더불어 감소하는 콜라겐을 전부 보충하기란 어렵습니다.

젤라틴을 한층 효소 분해하여 아미노산이 2개 붙은 '디펩타이드Dipeptide' 또는 3개 붙은 '트리펩타이드Tripeptide' 형태의 분자량이 1,000 정도 되는 저분자 콜라겐펩타이드로 보급하면 더 효과적입니다.

136쪽 표에 있듯이 **저분자 콜라겐펩타이드는 소장에서 흡수돼 혈액 속에서 5시간 이상 순환합니다. 순환하는 동안 무릎 연골을 만들라는 지령을 내는 등 관절통 증상을 개선**합니다.

저분자 콜라겐펩타이드는 관절통 개선 이외에도 세포를 활성화해 젊음을 유지하고, 강하고 부드러운 뼈를 만들며, 혈관 나이를 젊게 하고, 고혈압이나 고혈당을 정상화로 이끄는 작용이 있습니다.

6. 걷기 전 식사는 조금 모자라게

걷기는 식후 1시간 정도 후에 한다

고령자가 칼로리를 줄이면 치매 증상이 나타난다

일본에는 '뱃속의 8할만 채우면 의사가 필요 없다'라는 격언이 있습니다.

실제로 히말라야원숭이의 먹이를 반으로 줄이면 더 오래 산다는 실험 데이터가 있습니다. 이 연구에서 관찰한 원숭이는 10세이니, 인간으로 치면 대략 중장년의 나이에 해당합니다.

즉, 중장년기에는 적당히 먹는 것이 건강하게 장수하는 데에 중요한 요소입니다.

또한 최근 연구에 의하면, 고령자는 극단적으로 칼로리를 줄이지 않아야 치매를 예방할 수 있다고 합니다.

더하여 **'식후 저혈압'** 현상이 중요합니다. 고령자가 늘면서 의료 현장 및 일상에서 자주 볼 수 있게 되었는데, **특히 고령자 시설에서는 점심 식사를 하다가 앉은 채로 의식을 잃는 환자가 많이 보입니다.**

식후 저혈압은 나이와 관계없이 일어난다

식후 저혈압은 이름대로 식사 후에 혈압이 급격히 떨어져서 발생하는 증상입니다. 밥을 먹고 나면 위장은 음식물을 소화·흡수를 하려고 대량의 에너지를 필요로 합니다. 이 에너지를 만들려면 많은 혈액이 있어야 하죠.

그러면 몸은 심박수를 높이거나 혈관을 수축시켜 적절히 대처합니다. 그러나 고령이거나 음주를 하거나 자율신경의 조절이 이상해지면 이 상황에 충분히 대응할 수 없습니다.

그 때문에 머리로 흐르는 혈액량이 줄어드는 것이 식후 저혈압의 원인 중 하나가 아닌가 합니다. 식후 저혈압의 전형적인 증상은 현기증, 휘청거림이지만 고령자는 앞서 말했듯이 정신을 잃기도 합니다.

서 있을 때 이러한 현상이 일어나면 넘어져서 머리에 타박상을 입거나 뼈가 부러지는 등 큰 상처로 이어질 수 있으니, 특히 주의가 필요합니다.

식후 고혈압은 고령자뿐 아니라 젊은 사람에게도 일어납니다.

저는 비행기 안에서 식사를 마친(음주 후) 20대 남성이 화장실에 가려고 자리에서 일어서다가 급격한 저혈압으로 넘어지는 모습을 본 적이 있습니다. 일반적으로 식후 30분~1시간 사이가 특히 요주의입니다.

그러므로 **걷기 전 식사는 좀 모자란 듯하게 먹고, 식후 1시간 이후에 걸으면 보다 안전**합니다.

7. 걸을 때는 심박수를 확인한다

숨은 갑상샘 기능 이상에 주의

갑상샘질환은 자율신경의 혼란으로 이어진다

걷기 전에 한 번은 심박수를 확인합시다.

통상적으로 심박수와 맥박 수는 일치합니다. 단, 심장이 본래의 타이밍이 아닐 때 수축을 일으키는 기외수축을 하면 팔까지 혈류의 진동이 도착하지 않는 맥박결손 현상이 일어나는 경우가 있습니다. 그래도 일반적으로 심박수는 맥박 수로 대입할 수 있으므로 가정용 혈압계가 있으면 쉽게 측정할 수 있습니다.

혈압과 맥박 수를 함께 확인하면 일석이조입니다. 안정 시의 맥박이 60~80회/분이라면 걷는 데 문제가 없습니다.

그러나 100회/분이라면 빈맥(잦은맥박), 50회/분 미만이면 서맥(느린맥박)이므로 순환기내과 등을 방문해 진료를 받고 원인을 알아두는 편이 좋습니다.

식후 저혈압을 설명할 때도 이야기했습니다만 자율신경은 심박수를 조절하는, 상당히 중요한 작용을 합니다. 갑상샘호르몬에는 자율신경(교감신경)을 활발하게 하는 작용이 있습니다. 갑상샘은 목의 울대뼈 아래에 있는 기관으로, 갑상샘호르몬을 생성·분비하는 장기입니다.

갑상샘호르몬은 몸의 대사를 조절하는 호르몬입니다. 대표적으로는 심박수 조절, 체온 조절, 발한 조절 등을 담당합니다. 자율신경 중에서도 교감신경을 활성화하며, 자율신경 기능과 갑상샘 기능은 밀접한 관계가 있습니다. 그러므로 갑상샘질환은 자율신경의 혼란으로도 이어집니다.

갑상샘기능저하증은 전신의 대사 저하를 일으킨다

잘 알려진 '바제도병(안구 돌출 갑상샘종)'은 갑상샘호르몬이 과도하게 분비된 상태(갑상샘기능항진증)로, 안정 시에도 심박수가 높아져 잦은맥박이 됩니다. **갑상샘호르몬의 분비량이 과도하면 교감신경이 활성화되기 쉬워져서 자율신경실조증과 매우 닮은 증상이 나타납니다.**

반면 느린맥박이라면 갑상샘기능저하증(갑상샘호르몬 저하)이 숨어 있을지도 모릅니다.

특히 중년 이후의 여성은 '하시모토병(만성 갑상샘염)'에 걸릴 확률이 높습니다. 이 병의 발병률은 성인 여성 10명 중 1명 정도입니다. 하시모토병 증상 중에 갑상샘기능저하증이 있어 느린맥박을 일으키기도 합니다. 덧붙여서 하시모토병의 남녀 발병 비율은 1대 20일 정도로 여성에게 압도적으로 많은 병입니다.

또 갑상샘 기능이 저하되면 전신의 대사 능력이 저하되므로 기력이 떨어지고 쉽게 피곤해지며 전신 부종 등이 나타납니다.

증상에 따라 갑상샘호르몬 보충 요법이 필요할 수 있으므로 적절한 의료기관에 방문해 상담받읍시다.

8. 걸으면 혈당치가 바뀐다

혈당 스파이크를 예방하려면 AGEs를 쌓지 않는다

AGEs는 혈관 경화를 촉진한다

혈당치의 급격한 상승은 노화 촉진물질의 하나이자 '당독소'라고 불리는 '최종당화산물(AGEs)'을 늘린다고 합니다.

우선 AGEs란 무엇인지 설명하겠습니다.

당뇨병 등으로 몸속 혈당치가 높은 채로 지속되면, 당뇨(혈액 속 글루코스)와 단백질이 딱 붙어 아마도리화합물[AGEs이 생성되는 과정의 중간물질]이란 것을 만듭니다.

당뇨병으로 통원 중이거나 건강검진을 받았다면 알 텐데, 최근 혈당 상태를 보는 표치로 '당화혈색소(HbA1c)'가 있습니다.

당과 헤모글로빈이라는 혈액 속 단백질이 달라붙은 '당화' 상태를 보는 수치입니다. 혈당이 높으면 헤모글로빈과 결합하기 쉬우므로, 당화혈색소가 수치가 높은 경우 '최근 1~2개월 혈당치가 높다'고 진단합니다.

이런 **당화 상태가 오래되면 어떻게 될까요? 예를 들어 혈관벽을 만드는 콜라겐 같은 단백질에 당화물질이 축적돼 변성하면 마침내 분해할 수 없는 AGEs가 됩니다.**

AGEs는 혈관을 점점 경화시키므로 뇌심혈관계 질환이나 치매 진행의 원인이 됩니다. AGEs를 늘리는 원인은 혈당 외에도 더 있습니다.

원인 중 하나는 과도한 음주입니다. 술(알코올)이 몸에 들어가면 간장의 알코올탈수소효소(ADH) 등이 알코올을 분해합니다. ADH에 의해 알코올이 분해되면 아세트알데하이드라는 물질이 생기는데, 이 아세트알데하이드가 여러 부산물과 결합하여 아마도리화합물을 만들고, 이 화합물이 최종적으로 AGEs를 생성합니다.

착한 콜레스테롤조차도 당화된다

콜레스테롤에서도 AGEs가 생성됩니다. 콜레스테롤에는 나쁜 LDL 콜레스테롤과 착한 HDL 콜레스테롤이 있습니다. 나쁜 콜레스테롤은 혈관에 쓰레기를 쌓고 혈관을 노화시키지만 착한 콜레스테롤은 혈관의 쓰레기를 청소합니다.

당화한 나쁜 콜레스테롤은 혈관 노화를 한층 촉진할 가능성이 높습니다. 더 무서운 것은 착한 콜레스테롤이라는 HDL 콜레스테롤조차 당화한다는 점입니다. 이 '당화HDL콜레스테롤'은 혈관에서 나쁜 콜레스테롤을 뽑아내는 작용, 즉 청소를 하지 못하게 됩니다. 더 이상 착한 콜레스테롤이 아니죠. 우리 현대인은 이처럼 다양한 당화 스트레스[당화의 부하에 의한 생체의 스트레스와 그 후의 반응]에 노출되어 있습니다.

가장 중요한 아침밥에는 채소를 듬뿍

혈당에 중요한 '세컨드밀 효과'를 알아봅시다.

하루의 첫 식사(퍼스트밀)가 다음 식사(세컨드밀) 후의 혈당치에 영향을 미치는 현상을 '세컨드밀 효과'라고 하며, 캐나다 토론토대학교의 데이비드 J. A. 젠킨스 박사가 발표한 이론입니다.

예를 들어, 식이섬유가 많은 대두 등의 콩류를 많이 포함한 식사는 탄수화물 흡수를 늦추므로 식후 혈당 상승을 억제하고, 다음 식사 후의 혈당 조절까지 개선한다는 것입니다.

그 이유 중 하나로 '유리지방산'의 관여를 생각할 수 있습니다. 유리지방산은 중성지방이 지방세포 내에서 분해될 때 생기며, 간장이나 근육에서의 인슐린 작용(혈당치를 내리는 작용)을 저해합니다. 인슐린은 혈당을 내리는 유일한 호르몬입니다.

따라서 **중성지방이 많아 비만인 사람은 지방세포에서 유리지방산이 대량으로 분비되기 때문에 인슐린의 작용이 나빠집니다.** 이를 '인슐린 저항성이 높다'고 표현합니다.

아침에는 보통 전날 밤부터 다음 날 아침을 먹기 전까지 약 반일간 식사하지 않은 상태이므로, 1일 24시간 중에 공복 시간이 가장 길고 인슐린 분비량도 적어집니다.

수면 시간을 포함한 이 시간에는 지방이 에너지원입니다. 지방 분해가 활발해져 혈중 유리지방산이 늘어납니다.

잠에서 깨서 아침밥을 먹으면 그날 첫 인슐린이 분비되고 에너지원이 지방에서 당으로 교체됩니다. 인슐린은 지방세포에서의 지방분해를 억제하므로, 아침 식사 후에는 혈중 유리지방산 농도가 급속히 낮아집니다.

아침 식사 전보다 **점심 식사 전의 유리지방산 농도가 낮으므로, 점심 후에 인슐린이 잘 작용하여 식후 혈당 상승이 억제되죠. 그래서 가장 중요한 식사는 아침 식사라고** 할 수 있습니다.

인슐린 저항성을 낮추려면 아침으로 야채를 듬뿍 먹어 식이섬유 섭취량을 늘리고, 혈당을 천천히 올릴 필요가 있습니다.

바쁘다고 아침을 빵, 바나나, 요거트, 커피 등으로 끝내고 식이섬유가 풍부한 콩류나 야채를 먹지 않는 것은 안 좋습니다.

또한 시판 야채 주스는 당질이 들어 있는 제품이 많습니다. 이런 주스를 아침에 가장 먼저 마시면 도리어 급격한 혈당 상승을 일으키므로 주의가 필요합니다.

　당연하지만 아침을 먹지 않는 것이 가장 나쁩니다. 그러면 유리지방산의 혈중농도가 점심 식사 전까지 계속 높습니다. **브런치처럼 아침·점심 겸용 식사를 많은 양 먹으면, 식후 혈당치 상승이 한층 급격**해지므로 주의해야 합니다.

🐾 식이섬유가 많은 아침밥과 적은 아침밥을 먹은 뒤의 점심 식사 후 혈당

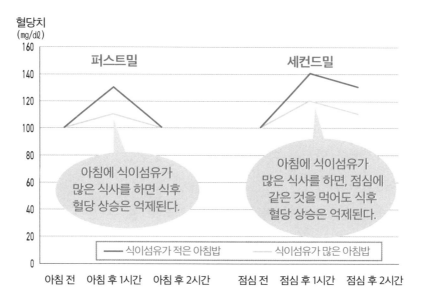

9. 활성산소가 노화를 촉진한다

우리는 왜 영원히 살 수 없는가?

유산소운동으로 에너지원을 만든다

싱글벙글 걷기는 유산소운동입니다. 공기 중에 약 20% 있는 산소를 체내로 받아들이면, 그 산소의 90%가 에너지를 만드는 세포 내 공장인 미토콘드리아에서 아데노신3인산(ATP)이라는 에너지원을 만드는 데 쓰입니다. 이렇게 만든 에너지로 근육을 움직입니다.

제대로 산소를 받아들이고 웃는 얼굴로 할 수 있는 싱글벙글 걷기와 달리, 웃는 얼굴이 불가능한 무산소운동이 있습니다. 이른바 근력 운동이나 단거리달리기 등입니다.

걸을 때도 너무 빨리 걸어서 웃는 얼굴이 사라졌다면 무산소운동이 되었다고 생각하면 됩니다.

이 **경계선을 심박수로 표현하자면 '180-나이'**로 구할 수 있습니다. 예를 들어 나이가 60세인 사람은 180-60 = 120회/분입니다.

스마트워치 등을 이용해 심박수를 재면서 걷는 경우, 1분에 120회를 넘지 않는 상태라면 싱글벙글 걷기=유산소운동이 가능하다고 생각합니다.

유산소운동과 무산소운동은 주로 사용되는 근육의 종류도 다릅니다. 근육은 간단히 속근(또는 백근)과 지근(또는 적근)으로 나눌 수 있는데, 무산소운동에서는 주로 속근을 사용합니다.

무산소운동을 하면 주로 근육 속에 저장되어 있는 글리코겐이라는 당분을 분해해 에너지원으로 사용합니다. 이 분해 과정에서 젖산이 생성되는데, 젖산이 일정 농도 이상 쌓이면 근육의 수축을 저해합니다. 무산소운동으로 글리코겐이 고갈되면 근육은 점점 수축하기 어려워지므로 결국 움직일 수 없게 됩니다.

한편, 싱글벙글 걷기 같은 유산소운동에 쓰이는 지근은 체내에 받아들인 산소로 중성지방의 구성 성분인 지방산을 태워서 (분해하여) 에너지원으로 삼습니다.

이런 생산 과정은 운동 강도가 최대 산소 섭취량의 65%일 때 최대가 되며, 이보다 너무 크거나 작으면 지방의 연소효율이 낮아집니다. 게다가 그렇게 최대치까지 와버리면 젖산이 쌓이면서 피로가 남기 때문에 지속하기 어렵습니다. 그러니 여기서 소개하는 싱글벙글 걷기가 가장 좋습니다.

미토콘드리아가 만들어내는 활성산소

그럼 유산소운동은 완벽한가 하면 꼭 그렇다고는 할 수는 없습니다. 유감스럽게도 **미토콘드리아가 에너지를 만들 때 쓰는 산소의 약 2%가 불완전한 구조를 가진 활성산소가 됩니다.**

이 **활성산소가 우리 몸을 노화시키고**, 우리가 영원히 살 수 없는 원인 중 하나입니다.

이처럼 호흡으로 받아들인 산소 일부는 산화력이 아주 강한 활성산소로 변합니다. 이 활성산소가 노화를 진행하고 암을 발생시킨다는 것이 현재 노화의 원인을 설명하는 가장 유력한 설인 '산화 스트레스설'입니다.

10. 걸을 때는 항산화를 의식한다

항노화 식품을 이용한다

항산화물질은 이렇게나 많다

활성산소의 반대에 있는 것이 항산화물질이며, 이는 항노화에 도움이 되는 물질이라고 해도 좋을 것입니다.

항산화물질로 인정받은 물질은 알파하이드록시산(AHA), 비타민C, 비타민E, 비타민A, 멜라토닌 등입니다. 걸을 때는 이 같은 식품이나 물질을 적당히 섭취하거나 이용합시다.

그중에서도 **최고의 항산화물질은 AHA로, 나이로 인한 피부 노화를 가장 안전하게 예방하는 효과**가 있습니다. 이는 사탕수수, 사탕무나 파인애플, 사과 같은 과일, 술지게미에 많이 포함돼 있습니다.

비타민C는 체내 콜라겐을 합성하는 아미노산의 하나인 하이드록시프롤린을 생성할 때 빠트릴 수 없는 물질입니다. 비타민C가 부족하면 조직을 연결하는 콜라겐의 생성과 유지가 어렵고, 혈관이 손상됩니다. 비타민C를 함유한 식품의 필두는 아세로라로, 여기에 들어 있는 비타민C는 레몬의 10배 이상입니다.

비타민E는 토코페롤이라고도 불리며, 식품에 첨가되는 산화방지제로 널리 이용되고 있습니다. 비타민E는 지질 산화에 관련된 자유라디칼[활성산소의 일종]이라는 물질을 제거합니다.

그러면서 생긴 **비타민E라디칼은 비타민C 등의 항산화물질에 의해 비타민E로 재생될 수 있습니다.** 단, 비타민E는 지용성이라 체내에 축적되기 쉬우니 너무 많이 먹지 않도록 주의해야 합니다.

비타민A의 근원은 베타카로틴입니다. 당근 등 녹황색 채소에 많이 들어 있는 천연색소인 카로티노이드의 일종이죠. 체내 지방조직에 축적되어 있던 베타카로틴은 필요한 때에 간장이나 소장의 점막, 망막 등에서 두 가지 분자로 나뉘어 비타민A가 됩니다. 그래서 베타카로틴을 프로비타민A라고도 부릅니다.

이외에 올리브기름이나 마늘도 강력한 항산화 작용이 있다고 인정된 식품이므로, 적극적으로 식탁에 올리셨으면 합니다.

멜라토닌은 일석이조?

한편 멜라토닌은 이들 식품 성분과는 조금 다르게 뇌에 있는 송과선(솔방울샘)이라는 내분비기관에서 분비되는 혈중 호르몬입니다. 멜라토닌의 농도는 하루 주기로 변하며, 낮에는 낮고 밤에 높다는 점에서 수면 작용과 관련이 있는 것 같습니다. 더하여 멜라토닌은 강력한 항산화물질입니다. 음식뿐 아니라 수면도 항노화에 중요한 요소입니다.

현재 일본에서 불면증 치료제로 처방되는 '라멜테온_{Ramelteon}'이라는 약이 멜라토닌과 같은 작용을 하여 수면을 유발합니다[우리나라에서 불면증 치료제로 처방되는 멜라토닌 성분의 전문의약품에는 '라톤', '서카딘' 등이 있음]. 어쩌면 항산화 작용도 있어서 일석이조의 효과를 기대할 수 있을지도 모르겠습니다.

11. 걸을 때는 담배를 피우지 않는다

걸으면서 피우는 담배는 왜 나쁜가?

일산화탄소는 헤모글로빈과 결합하기 쉽다

흡연의 해로움은 새삼스럽게 말할 것도 없겠지요.

폐암 등으로 대표되는 암의 발병이 늘어나는 것을 비롯해 뇌졸중이나 허혈심장질환 등 순환기질환, 만성 폐쇄성 폐질환(COPD)이나 결핵 등의 호흡기질환, 2형당뇨병, 치주병 등 상당히 많은 병과 관계가 있습니다.

일본에는 노상 흡연을 금지하는 지자체도 늘고 있습니다만 걸으면서 하는 흡연에 대해서는 어떤가요? 걸으면서 흡연하면 우리 몸에 어떤 영향을 끼칠까요?

걸으면서 담배를 피우는 행위는, 모처럼 몸이 걷기 유산소운동을 하고 있는데 일부러 운동 능력을 저하시켜 효율적으로 움직이지 못하게 하는 일입니다.

왜 그렇게 될까요? 담배 연기에 들어 있는 일산화탄소(CO)를 원인 중 하나로 들 수 있습니다. 탄소를 포함하는 물질이 완전히 연소하면 이산화탄소(CO_2)가 발생하고, 산소가 부족한 상태에서 연소하면 일산화탄소가 발생합니다.

이것이 이른바 일산화탄소중독입니다. TV 등에서 접한 적이 있을 것입니다.

걸으며 하는 흡연은 몸의 회복력을 떨어뜨린다

우리 몸에 있는 헤모글로빈은 보통 산소와 결합해 온몸에 산소를 운반합니다.

그런데 일산화탄소는 헤모글로빈과 결합하기가 산소보다 200배 이상 쉽습니다.

그래서 **체내에 일산화탄소가 많아지면 헤모글로빈이 몸이 필요로 하는 만큼 산소와 결합할 수 없어 산소가 부족한 상태**가 됩니다.

담배 연기에는 일산화탄소가 약 3% 정도 들어 있습니다.

게다가 헤모글로빈과 일산화탄소가 결합한 카복시헤모글로빈 [COHb 또는 HbCO]은 체내에 4시간 정도 머무르기 때문에 걸으면서 흡연하는 사람은 항상 산소 결핍 상태입니다.

그외에도 **흡연은 인대나 힘줄, 연골 등을 구성하는 콜라겐의 생성을 촉진하는 비타민C를 많이 손실시키므로, 보행 시의 흡연은 몸의 회복력 저하**로 이어집니다.

그렇기 때문에, 당연한 내용이기는 하지만 걸으면서 하는 흡연은 절대 NG입니다.

12. 걸은 뒤 욕조 목욕이 중요하다

41도로 10분 정도 몸을 담근다

주 5회 이상 욕조에 들어가는 사람은 심장도 건강

제대로 걷고 난 뒤 하루를 마무리하는 욕조 목욕은 오염을 제거할 뿐 아니라 몸과 마음을 쉬게 하는 휴식 시간이기도 합니다.

샤워만으로 끝내는 사람도 많지만 저는 매일 욕조에 들어가는 것을 추천합니다. 그 이유는 다음과 같은 연구 결과에 따릅니다.

욕조에 몸을 담그는 목욕(욕조 입욕)의 빈도가 높은 당뇨병 환자는 혈당 조절 지표인 '당화혈색소'가 양호하다는 데이터가 국립국제의료연구센터 고노다이병원의 가츠야마 히로유키 교수진에 의해 보고되었습니다(〈심장병학 연구Cardiology Research〉, 2022년 6월).

욕조 입욕 빈도를 3개의 그룹(주에 4회 이상, 주에 1~3회, 주에 1

회 미만)으로 분류하여 비교 검토한 결과, 주에 4회 이상 욕조 입욕하는 그룹은 당화혈색소 이외에도 체질량지수가 낮고, 최저혈압도 낮았다고 합니다.

주 5회 이상의 욕조 입욕이 혈관 나이를 되돌린다

우리 센터에서 진료받은 사람들을 검토한 결과, 주에 5회 이상 욕조 입욕하는 사람은 그렇지 않은 사람에 비해 동맥경화의 진행도(혈관 나이)를 나타내는 맥파전달속도가 낮았습니다. 즉, 혈관 나이가 젊은 것이죠.

게다가 심장에 걸리는 부하도를 나타내는 검사치인 뇌나트륨이뇨펩타이드(BNP)도 낮아서 심장 역시 건강하다고 판단할 수 있었습니다(〈사이언티픽 리포트스Scientific Reports〉, 2018년 6월 21일).

우리 연구에서는 41도쯤 되는 열탕에 약 10분 욕조 입욕하는 사람이 미지근한 탕에 들어가는 사람보다 혈관 나이가 젊고, 욕조에 잠기는 목욕을 주 5회 이상 하는 사람들이 심장도 건강하다는 결과가 나왔습니다(다음 페이지 표 참조).

그러므로 특별한 지병이 없는 사람은 제대로 걸은 후에는 샤워가 아니라 41도의 뜨거운 물에 10분 정도씩, **가능하다면 매일 몸을 담그길 추천**합니다.

다만 집에 욕조가 없거나 여러 이유로 몸을 물에 완전히 담그기 어려운 사람도 있을 텐데, 그런 경우 효과는 다소 떨어지더라도 반신욕이나 족욕 등을 시도하면 좋습니다.

👣 목욕으로 심장·혈관을 건강하게 하려면…

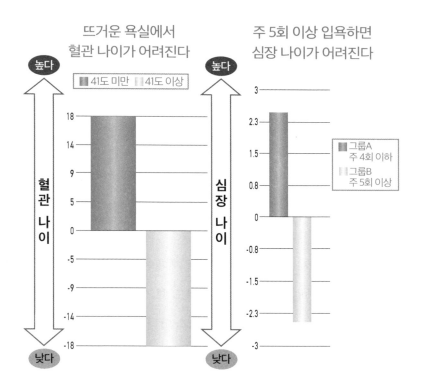

출처) 고하라 가즈유키 외, 〈사이언티픽 리포트스〉(2018년 6월 21일)를 참고로 작성

13. 걸은 뒤에는 잘 잔다

자는 사이에 뇌 내 노폐물이 배출된다

혹사된 대뇌는 비렘수면 중에 냉각된다

이 책에서는 걷기에 초점을 두었으나 건강하려면 역시 규칙적인 바른 생활이 중요합니다. **제대로 걷고, 밤에는 제대로 '자는 것'을 명심**해야 합니다.

메이저리그에서 대활약 중이며 전 세계에 팬이 많은 야구선수 오타니 쇼헤이 선수는 운동선수로서도 보기 드문 운동량을 자랑하지만 수면에 특히 더 신경을 쓴다고 합니다.

그의 인터뷰를 읽으니 '몇 시간 동안 잔다'처럼 시간을 정하는 것이 아니라 '잘 수 있는 만큼 잔다', '취침 시간이 되면 잔다'를 모토로 하는 것 같습니다.

그러면 일반인인 우리들은 몇 시간을 자야 가장 좋을까요?

수면은 다음의 두 가지가 중요합니다.

 ① 수면 시간
 ② 수면의 질

먼저 몇 시간을 자야 치매를 예방할 수 있을까요?

이에 관련한 연구가 많지만 비교적 큰 규모로 행해진 연구는 영국에서 7,959명을 대상으로 50세 이후부터 25년간 추적 조사한 연구입니다.

대상자들의 50세 때와 60세 때의 수면 시간을 설문 조사하고 그 자료를 해석했는데, 수면 시간이 '7시간'인 사람보다 '6시간 이하'인 사람의 치매 발병률이 30% 높다는 결과가 나왔습니다 (〈네이처 커뮤니케이션스Nature Communications〉, 2021년 4월 20일).

다음으로, 수면의 질은 치매 예방과 어떤 관계가 있을까요?

수면은 크게 '렘수면'과 '비렘수면'으로 나눌 수 있습니다.

렘수면의 '렘REM'은 영어 '급속 안구 운동Rapid Eye Movement'에서 온 말입니다. 잠은 들었으나 안구의 빠른 움직임이 관찰되는 수면 단계라서 이러한 이름이 붙었습니다.

잠이 들면 온몸의 근육은 이완되어 쉬지만 뇌는 오히려 깨어 있을 때보다 활발히 활동하고 꿈을 꾸는 일이 많습니다.

갓 잠이 들었을 즈음에는 렘수면 시간이 짧은 편이나 시간이 지나면 점점 길어집니다.

　반면, 렘수면과 달리 **비렘수면은 수면 전반부에 주로 나타나는 가장 깊고 긴 수면 패턴입니다. 깨어 있을 때 혹사한 대뇌를 이때 냉각합니다.**

　일반적으로 고령자는 비렘수면 시간이 짧아집니다.

뇌 내 노폐물 제거가 치매 예방으로 이어진다

　알츠하이머병으로 대표되는 치매는 뇌 내의 노폐물인 이상단백질(아밀로이드베타, 타우 단백질)이 비정상적으로 축적되는 것이 주요 원인이라고 합니다. 그러므로 뇌 속의 노폐물을 제대로 배출해야 치매를 예방할 수 있습니다.

　온몸의 노폐물과 독소를 배출하는 데 중요한 시스템이 바로 림프계의 순환 시스템입니다. 그런데 뇌에는 이 림프계 순환 시스템이 없습니다.

　그러나 최신 동물 연구에서 다음과 같은 사실이 밝혀졌습니다.

　뇌 내에는 뇌신경세포(뉴런) 사이를 지탱해 주는 글리아세포(신경교세포)가 있습니다. 이 글리아세포의 일종인 **성상교세포가 크기를 교묘하게 줄여 공간을 만들고, 그 공간으로 뇌척수액이 침투해 노폐물을 씻어**낸 뒤 목의 림프계와 합류하는 뇌 청소 시스템이 있다는 것입니다.

이 시스템은 교세포Glia와 림프Lymph의 합성어인 '글림프 시스템Glymphatic system'이라고 불리며, 비렘수면 중에 주로 작동한다고 합니다(〈사이언스〉, 2019년 11월 1일).

우리는 지금까지 기본 7시간 수면이 치매 예방으로 이어진다고 생각했습니다. 그러나 앞으로는 수면의 질도 수면 시간만큼 중요해질 것 같습니다.

| 마지막으로 |

건강수명을 늘리려면 노화와 더불어 심신의 활력이 저하돼 쇠약함이 보이는 '노쇠'를 빨리 발견하고 적절히 개입해야 합니다.

　그런데 3년 이상 계속된 코로나가 상황을 완전히 바꿔놓았습니다. 코로나 이전에는 건강하게 생활했던 고령자가 코로나바이러스 감염을 우려한 나머지 밖에 나가지도 않고, 누구와도 대화하지 않다가 건강을 해치는 일이 급증한 것입니다.

　이런 예가 있었습니다.

　그분은 원래 돌봄은 필요하지 않고 청소나 생활 일부에서만 도움이 필요한 상황이었습니다. 주에 1번만 주간보호센터에 다닐 정도로 건강했는데 코로나바이러스가 확대돼 센터에 다닐 수 없게 되자 밖으로 나갈 기회를 잃고, 단숨에 본격적인 치매로 진행되고 말았습니다.

이러한 예는 적지 않습니다. 그 외에도 외출 자제로 걷는 일이 줄어 다리 힘이 저하된 사람, 집에서 지내는 시간이 길어져 과식하게 된 사람도 다수 있었습니다.

감염병에 걸리지 않는 생활만 하는 것은 답이 아닙니다. 무엇이든 자제하면 좋은 게 아닙니다. 자기 자신답게, 조금이라도 길게 인간다운 생활을 영위하는 것이 중요합니다.

그러려면 매일 걷는 행위가 빠질 수 없습니다.

그러나 '걷는' 행위는 보통 무심코 하는 행동이라 달리기나 다른 고강도 운동만큼의 효과는 없을 거라고 생각하곤 합니다. 하지만 지금까지 봐왔듯, 걷기는 많은 효과가 있습니다.

이 책에서는 걷기를 독자의 무의식에 스며들게 함으로써 본인도 모르는 사이에 '걷기 습관'을 몸에 익히게 하려고 했습니다.

'넛지Nudge'라는 말이 있습니다. 의미는 행동경제학 견지에서 좋은 선택을 하도록 '살짝 등을 미는' 것입니다.

넛지의 실생활 예로 남자 화장실의 과녁(점, 파리 등)을 들 수 있습니다. 소변기 안에 동그라미가 그려진 화장실은 일본에서도 자주 볼 수 있습니다. 사람들은 무의식적으로 그 과녁을 향해 배뇨합니다. 그러면 변기에서 밖으로 튀는 소변량이 줄어들어 화장실이 조금 더 청결해집니다.

어떤가요? 무의식적으로 움직인다면 사람은 상상보다 더 많은 효과를 얻을 수 있다고 생각합니다.

걷기도 마찬가지입니다. 걷기는 다칠 위험이 적고 누구나 간단히 할 수 있는 운동입니다. 꾸준히 하면 건강을 유지하는 데 큰 도움이 됩니다.

아무쪼록 오늘부터 걷기를 일과로 삼읍시다.

이가세 미치야